肛周脓肿及肛瘘诊治进展

王本军·编著

U0339832

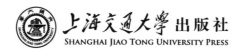

上海交通大学出版社

SHANGHAI JIAO TONG UNIVERSITY PRESS

内容提要

本书阐述了肛周脓肿及肛瘘的基础知识，包括历史沿革、二者的联系、相关的解剖与生理；详细讲解了肛周脓肿及肛瘘的病因病理及其预防、分类诊断、手术治疗与非手术治疗等。本书内容丰富、框架清晰、层次分明，并且在书中配有大量图片，以求能让肛肠科医师及相关研究者、在校学生更加清楚地了解肛周脓肿及肛瘘的诊治进展。

图书在版编目（CIP）数据

肛周脓肿及肛瘘诊治进展 / 王本军编著. --上海 ：
上海交通大学出版社，2023.12
ISBN 978-7-313-29398-5

Ⅰ．①肛… Ⅱ．①王… Ⅲ．①肛门疾病－脓肿－诊疗
②肛瘘－诊疗 Ⅳ．①R657.1

中国国家版本馆CIP数据核字（2023）第168232号

肛周脓肿及肛瘘诊治进展
GANGZHOU NONGZHONG JI GANGLOU ZHENZHI JINZHAN

编　　著：王本军

出版发行：上海交通大学出版社

邮政编码：200030

印　　制：广东虎彩云印刷有限公司

开　　本：710mm×1000mm 1/16

字　　数：218千字

版　　次：2023年12月第1版

书　　号：ISBN 978-7-313-29398-5

定　　价：88.00元

地　　址：上海市番禺路951号

电　　话：021-64071208

经　　销：全国新华书店

印　　张：12.5

插　　页：2

印　　次：2023年12月第1次印刷

王本军

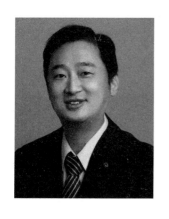

　　副主任医师，硕士研究生导师，山东省中医院肛肠科副主任。山东省医师协会肛肠病专业委员会青年副主任委员，山东省医学会肛肠分会委员，山东中医药学会名医学术研究专业委员会副主任委员，中国民族医药学会外科分会副会长，中国民族医药学会外治疗法分会副会长，世界中医药学会联合会外科分会理事，世界中医药学会联合会虚实挂线专业委员会理事，中医药高等教育学会临床教育研究会肛肠分会常务理事，中国医药教育协会委员，山东省第三批省级中医师承学术继承人，山东省中医院"青年名中医"。擅长中西医结合微创低痛治疗混合痔、肛裂、肛瘘、肛周脓肿等肛肠科常见病、多发病；擅长药物及手术综合治疗便秘、直肠脱垂、炎症性肠病等肛肠科疑难疾病；擅长结直肠肿瘤腹腔镜微创手术、化疗及中医药结合的综合治疗，对应用中医中药对化疗减毒增效及减少术后复发转移有较深入研究。主持和参研厅局级课题2项，山东省自然基金课题3项。在核心期刊发表学术论文20余篇，其中SCI论文收录6篇。拥有国家发明专利3项，主编学术专著5部。

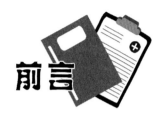

前言

　　肛周脓肿是指肛门与直肠周围软组织发生急性化脓性感染所形成的脓肿，肛瘘是指肛管或直肠与肛周皮肤或直肠黏膜相通的异常管道。这两个疾病在临床上有着密切的联系，如肛瘘多继发于肛周脓肿切开术后。随着当代生活水平的提高与生活节奏的加快，给人们的生活作息与习惯带来了很大改变，间接导致了肛周脓肿及肛瘘的发病率明显升高，严重影响了人们的日常生活和身心健康。

　　肛周脓肿及肛瘘发病位置隐匿，部分患者对病情难以启齿、羞于就诊，而且对疾病缺乏正确的认识，往往错过最佳救治时机。此外，肛周脓肿及肛瘘手术治疗后并发的肛门水肿、疼痛、失禁等，也给患者带来了巨大的痛苦。因此，如何在提高治愈率的前提下，兼顾保护肛门功能、减少手术创伤、减轻患者痛苦，一直是肛肠科医师及相关研究者努力的目标。为了提高肛肠科医师的诊疗水平，规范医疗手段和措施，提供更多的诊疗思路，让更多患者得到更专业、有效的治疗，编者通过翻阅大量专业书籍，参考权威的文献与最新指南，总结归纳肛周脓肿及肛瘘疾病诊治的新观点、新理论、新技术，并结合自身多年的临床工作经验，编写了《肛周脓肿及肛瘘诊治进展》一书。

本书首先阐述了肛周脓肿及肛瘘的基础知识，包括历史沿革、二者的联系、相关的解剖与生理；然后详细讲解了肛周脓肿及肛瘘的病因病理、分类诊断、手术治疗、非手术治疗等；最后对肛周脓肿及肛瘘的预防方法进行了介绍，内容包括饮食调理和运动锻炼。本书集专业性与实用性于一身，内容丰富，框架清晰，层次分明，并且在书中配有大量图片，以求清楚展现肛周脓肿及肛瘘的进展，适用于肛肠科医师及相关研究者、在校学生阅读参考。

本书由 2022 年度齐鲁医派中医学术流派传承项目基金（H20221021-01），山东省自然科学基金（ZR2015HL109），山东中医药科技发展计划项目（2019-0140、M-2023305），重庆市科卫联合中医药科研项目（2019ZY023477、2020ZY023931）资助出版，在此表示衷心的感谢。

由于编者时间有限，书中若存在疏漏之处，恳请广大读者提出宝贵意见，以期再版时修改、完善。

王本军

山东省中医院

2023 年 4 月

目录

第一章　肛周脓肿及肛瘘的概述 ⋯⋯⋯⋯⋯⋯⋯⋯⋯⋯⋯⋯⋯⋯ （1）

　　第一节　肛周脓肿及肛瘘的历史沿革 ⋯⋯⋯⋯⋯⋯⋯⋯⋯ （1）

　　第二节　肛周脓肿与肛瘘的联系 ⋯⋯⋯⋯⋯⋯⋯⋯⋯⋯⋯ （10）

第二章　肛周脓肿及肛瘘相关的解剖与生理 ⋯⋯⋯⋯⋯⋯⋯ （12）

　　第一节　肛周脓肿及肛瘘相关的解剖 ⋯⋯⋯⋯⋯⋯⋯⋯⋯ （12）

　　第二节　肛周脓肿及肛瘘相关的生理 ⋯⋯⋯⋯⋯⋯⋯⋯⋯ （35）

第三章　肛周脓肿及肛瘘的病因与病理 ⋯⋯⋯⋯⋯⋯⋯⋯⋯ （39）

　　第一节　病因 ⋯⋯⋯⋯⋯⋯⋯⋯⋯⋯⋯⋯⋯⋯⋯⋯⋯⋯ （39）

　　第二节　病理 ⋯⋯⋯⋯⋯⋯⋯⋯⋯⋯⋯⋯⋯⋯⋯⋯⋯⋯ （43）

第四章　肛周脓肿及肛瘘的诊断与鉴别诊断 ⋯⋯⋯⋯⋯⋯⋯ （45）

　　第一节　疾病分类 ⋯⋯⋯⋯⋯⋯⋯⋯⋯⋯⋯⋯⋯⋯⋯⋯ （45）

　　第二节　临床表现 ⋯⋯⋯⋯⋯⋯⋯⋯⋯⋯⋯⋯⋯⋯⋯⋯ （52）

　　第三节　辅助检查 ⋯⋯⋯⋯⋯⋯⋯⋯⋯⋯⋯⋯⋯⋯⋯⋯ （54）

　　第四节　鉴别诊断 ⋯⋯⋯⋯⋯⋯⋯⋯⋯⋯⋯⋯⋯⋯⋯⋯ （87）

第五章　肛周脓肿及肛瘘的治疗 ⋯⋯⋯⋯⋯⋯⋯⋯⋯⋯⋯⋯ （94）

　　第一节　治疗原则 ⋯⋯⋯⋯⋯⋯⋯⋯⋯⋯⋯⋯⋯⋯⋯⋯ （94）

　　第二节　手术前准备 ⋯⋯⋯⋯⋯⋯⋯⋯⋯⋯⋯⋯⋯⋯⋯ （98）

　　第三节　手术治疗 ⋯⋯⋯⋯⋯⋯⋯⋯⋯⋯⋯⋯⋯⋯⋯⋯ （105）

　　第四节　手术后处理 ⋯⋯⋯⋯⋯⋯⋯⋯⋯⋯⋯⋯⋯⋯⋯ （128）

第五节　非手术治疗 …………………………………………………（144）

第六章　肛周脓肿及肛瘘的合并症与特殊类型 ……………………（156）

第一节　肛周脓肿及肛瘘的合并症 …………………………………（156）

第二节　肛周脓肿及肛瘘的特殊类型 ………………………………（170）

第七章　肛周脓肿及肛瘘的预防 ……………………………………（182）

第一节　饮食调理 ……………………………………………………（182）

第二节　运动锻炼 ……………………………………………………（189）

参考文献 ………………………………………………………………（193）

第一章

肛周脓肿及肛瘘的概述

第一节 肛周脓肿及肛瘘的历史沿革

一、肛周脓肿的历史沿革

(一)病名的演变

1.先秦两汉时期

这一时期中,医家认为疽发于尾骶骨尖端,即尻的部位者即为本病,并指出本病为恶性疾病,须及早治疗。《灵枢·痈疽》中解释疽为:"热气淳盛,下陷肌肤……筋骨良肉皆无余,故命曰疽"。是指疽发于筋骨处,属"阴证"。《灵枢·痈疽》曰:"发于尻,名曰锐疽。其状赤坚大,急治之,不治,三十日死矣。发于股阴,名曰赤施"。此处中所提及的"锐疽"一直被认为是中医古籍中最早的对于肛周脓肿中医病名的记载。"尻"骨名,包括骶骨和尾骨,其出自《灵枢·经别》中"足太阳之正,别于腘中,其一道下尻五寸,别入于肛"。在《庄子·达生篇》中记载为"加汝肩尻乎雕俎之上"。

查找现代医家文献发现:位于尻尾骨尖端的瘘孔叫鹳口疽,也叫锐疽,与西医所指的藏毛窦囊肿与畸胎瘤一致。所以,现代研究发现锐疽与肛周脓肿从发病部位及属性上讲,二者并不是一类疾病。

2.宋金元时期

本时期所提出的"悬痈"及"脏毒"都是后世医家沿用较多的病名,其中以悬痈更为多见,很多著作中单独章节定义为"悬痈论"(以《外科正宗》为代表)。但悬痈有其他解释,例如在《医宗金鉴》中记载"凡喉裏上肿起如芦箨盛水状者,名曰悬痈",其发病部位为咽喉处,与本文中所引用的悬痈是两种完全不同的疾病。

南宋时期陈自明所著《外科精要》中提出："治谷道前后生痈,谓之悬痈"。本书首次将肛周脓肿命名为"悬痈"。指出其病位在阴茎之后,谷道之前。"痈"是病证名,它可以是多种疮毒的泛称,也可以具体的指发于某一部位的"外痈"或"内痈"。《灵枢·痈疽》中提出："大热不止,热盛则肉腐,肉腐则成脓……故命曰痈。"所谓"谷道"在此处最为合理的解释为"肛门"。其可见于《备急千金要方》中,也在张仲景《伤寒论》记载"大猪胆一枚,泻汁,和醋少许,以灌谷道中,如一食顷,当大便出。"

《疮疡经验全书》："脏毒者,其大肠尽头是脏头……或房劳太过,或饮酽戾之酒,或食五辛炙煿等味。"提出病名"脏毒",后世医家也较多沿用本名。与"悬痈"相类似,古代医籍中所记载的脏毒也并不全部指本病,在《三因极一病证方论》中提到"然肠风脏毒,自属滞下门。脏毒即是脏中积毒"。其临床指代脏中积毒所致的痢疾,应注意辨别。

3.明清时期

明清时期对于本病中医病名的认识已经进入了成熟阶段,除了上述已经提及的病名以外,还提出"臀痈""脏头毒""偷粪鼠""跨马痈""骑马痈""肛痈"等,多数是根据脓肿所在部位而命名。明代陈实功在《外科正宗》中云："夫悬痈者,乃三阴亏损、湿热结聚而成。此穴在于谷道之前,阴器之后,又谓海底穴也。初生状如莲子,少痒多痛,日久渐如桃李,赤肿焮痛,欲溃为脓,破后轻则成漏,重则沥尽气血变为痨瘵不起者多矣"。"夫脏毒者,醇酒厚味,勤劳辛苦……非药可疗,不可勉治也"。"臀痈生于小腹之后,位远僻奥气亦罕到,血亦少来,凡生此者,湿热凝滞结聚乃成,得此毒必外发,庶不内攻"。本书中所记载的"脏毒""悬痈"均属于中医肛痈的范畴,相较于其他书籍来说,本书对于肛周脓肿中医病名的记载是相对完善的。

另外"臀痈"这一病名是否归属于肛周脓肿这一疾病范围内,现在还存在争议,但就其疾病发生病位来讲,有学者认为其可以归属于肛周脓肿范畴内。

张景岳《景岳全书》曰："立斋曰:悬痈谓疮生于玉茎之后,谷道之前,属足三阴亏损之证。轻则为漏,沥尽气血而亡,重则内溃而即殒。"王肯堂《证治准绳》曰："悬痈生于篡间,谓前阴之后,后阴之前,屏翳处也,即会阴穴,属任脉别络,侠督脉、冲脉之会,痈生其间,人起立则若悬然,故名悬痈"。以上两本及《古今医统大全》《医宗金鉴》等著作中均继承《外科精要》中提出的"悬痈"病名。高秉钧《疡科心得集》曰："如便通后其肿痛仍然不减,绕肛成脓者,为脏头毒;或左或右成脓者,为偷粪鼠;在两边出脓者,为肛门痈"。本书根据脓肿不同发生部位而命名各异。

清代吴谦《医宗金鉴·外科心法要诀》曰:"跨马痈生肾囊旁,重坠肝肾火湿伤,红肿焮痛宜速溃,初清托里勿寒凉。"指出病位在肾囊的脓肿为跨马痈,完善了肛周脓肿的涵盖范围。

《医门补要》中记载:"肛门四周红肿作痛,速宜凉血利湿药消之。若消不去,一处出脓者为肛痈。每易成漏,有数处溃开者,名盘肛痈"。本书正式提出肛痈病名,后代医家乃至现代医学中有学者仍沿用本名。《血证论》中提到:"脏毒者,肛门肿硬,疼痛流血。与痔漏相似"。以上两本古籍中均提到肛周脓肿与痔漏的相关,指出本病发展过程中极易形成漏。

(二)治疗渊源

1.内治法

历代医家均注重对肛痈病因病机中湿邪的治疗,如汉代张仲景在《金匮要略》中用赤小豆当归散清热解毒,排脓除湿,外用苦参汤向肛熏之。明代武之望《济阳纲目》亦云"初起湿热壅滞,未成脓而作痛,或小便涩滞,用龙胆泻肝汤。"说明肛痈初起为实邪侵犯,提出以清热解毒、泻火利湿的代表方剂龙胆泻肝汤来治疗本病,方中用龙胆为主药来清肝胆之火;黄芩、栀子二味苦寒清热,共助主药以泻肝胆经实火;用渗湿泄热之车前子、木通,从小肠膀胱以导之;泽泻使邪热从肾与膀胱以导之,共助主药以除肝胆经湿热,使邪有出路,则湿邪无留;又因所用诸药多属苦燥渗利之品,故用生地黄、当归,使祛邪不伤正;用甘草来固护脾胃;诸药合用,共奏清热解毒、除湿利水之功。清代《杂病源流犀烛》中曰"悬痈云者……大约此症必以驱毒为急(宜肛内痈方),清热次之(宜槐花散),毋轻视也。"记载了清热利湿的槐花散,为后世医家提供了重要参考。清代吴澄《不居集》中曰"悬痈……消肿解毒之法俱可。"同样提到了可以消肿、解毒之法治疗本病。

阴液亏虚,湿热内郁,耗伤阴液可导致肛痈的形成。故治疗当用滋阴清热、除湿解毒之法。《景岳全书》中载有"悬痈……大抵此证原属肝肾阴虚,故不足之人多患之,虽于补,犹恐不治,况脓成而又克伐,不死何俟?"认为悬痈成因为三阴亏虚,肝肾阴虚之人多患,因而当以滋阴清热、解毒利湿为治疗本病的主要原则,然后文又云"即寒凉之剂亦不可过用,恐伤胃气"。认为不可过用寒凉之药,过凉易伤胃气,后文亦提到"惟制甘草一药,不损血气,不动脏腑,其功甚捷,最宜用之,不可忽也。焮肿或发热者,清肝解毒。肿痛者,解毒为主。肿痛而小便赤涩者,肝经湿热也,宜分利清肝。不作脓或不溃者,气血虚也,宜补之",认为制甘草一药对于本病的治疗有着特殊意义,不伤血气不损脏腑,滋阴清热的同时除湿解毒,是治疗本病的要药。清代程钟龄《医学心悟》中亦曰"又肛门之前肾囊之后,此间若有肿胀出脓,名曰悬痈,又名海底漏,最难收功。若生于肛门之两傍,则曰脏毒,较悬痈为轻耳,并用前药主之。此症皆由肾水不足,相火内烁庚金而致然也,患者速宜保养真元,用药扶持,庶可延生,辛毋忽视是祷。"明确说明本病的成因多由肾阴不足、虚火内炽而成,因而在治疗肛痈时应注重滋阴清热,除湿解毒从而达到治疗的目的。

脏腑虚损亦是肛痈发病的重要因素之一,因而补益气血,调和五脏六腑,恢复机体正气,进而驱邪外出,即"正气存内,邪不可干"。《万病回春》中曰"便毒,一名跨马痈……初发宜疏利之即散;成脓后如常用托里内补之药。"随着病邪消耗人体正气,肿疡不能尽快消散,此时适当调动人体正气对抗病邪,鼓舞正气,以免邪气内陷的治法,即万氏所述"托里"之法,故补益正气之法亦为本病常用之治法。《外科证治全书》中云"悬痈多有由忍精提气而成……何不早用补药于化毒之中,正气无伤,毒又解散矣!"亦认为当早用补药以益气养精,扶正祛邪。《辨证录》中亦认为"此等之痈,皆少年贪于酒色……方用逐邪至神丹:金银花(四两),蒲公英(二两),人参(一两),当归(二两),生甘草(一两),大黄(五钱),天花粉(二钱),水煎服。一剂而毒消,二剂而全愈,溃者三剂,可以收功矣"。所选药物多为补益正气之品,后文中亦对方义进行了详细阐述"此方用金银花四两、蒲公英二两,佐以参、归、大黄之大料,未免过于霸气。然大虚之证,又用大黄祛逐,似乎非宜。谁知毒正盛,乘初起之时,正气未甚衰,大补泻火之为得乎。倘因循失治,及至流脓出血,正气萧索,始用参、芪补气,往往有用至数斤而尚未能复元,何不早用于化毒之中,正又无伤,毒又易散哉,此因势利道之法,不可不知也"。提出人参、黄芪等补益正气之药宜及早使用,扶正散邪。由此可见,历代医家多认为在治疗肛痈虚证之时,应在补益气血的同时用清热解毒之法,以达祛除病邪之效。

2.外治法

历代医家治疗肛痈时,亦应用外治法,至今对临床诊疗仍有巨大的参考价值。如《金匮要略》中即载有"外用苦参汤向肛熏之"。方中用苦参煎煮后熏洗,取其清热燥湿、祛风杀虫之功效。清代唐大烈《吴医汇讲》中云"令以臀坐浸于麻油内,饮麻子汁,数日而愈",认为将患病部位浸于芝麻油中,配合内患及经络,痰瘀内阻,从而出现双小腿乏力、发麻、胀痛,舌淡红,苔薄黄;累及肾脏,肾精亏虚,而见腰痛、脉濡弦细。患者外感症状不明显,处于缓解期。针对此病机,予以疏风泄毒、清热利湿,佐以活血化瘀通络,处以参芪六味地黄丸合四物汤加减,六味地黄补肾益精血以生髓充养脊髓,四物汤滋阴气血,古人言"气虚发麻",故重用人参,黄芪益气。加入牛膝补益肝肾,起引药直达下部筋骨之功;豨莶草入肝肾二经,肝主筋而具舒筋通络,肾主骨而能祛风湿止痹痛,味苦寒长于清热解毒。患者一诊处方针对邪毒侵袭脊髓经络,一击获效。二诊时症状明显改善,但患者病在下肢,下焦湿热易于附着,常规之豁痰祛瘀通络之药恐难以达四末,故加以黄柏、知母、苍术祛下焦湿热;加入胆南星、白芥子增强化痰通络之力;再入小剂量炙水蛭,活血和血而无破血之弊。三诊时症状均不著,上方有效继服药,以巩固治疗。诸药合用共奏疏风泄毒、清热利湿、祛瘀通络之功,疗效甚佳。

二、肛瘘的历史沿革

(一)病名演变

中医学历史悠久,我国是认识"瘘"最早的国家之一。首先明确提出"肛瘘"病名是成书于战国前的《山海经》。《山海经·中山经》中曰:"仑文赤尾,食者不痛,可以为瘘。"秦汉之后,肛瘘多以"痔"名概括。《五十二病方》中提出牡痔、牝痔、脉痔、血痔四种分类,并将瘘归入"牡痔"之中,"有赢肉出,或如鼠乳状,末大本小,有空(孔)其中""牝痔之入窍中寸……后而溃出血"等,另外《五十二病方》中也提及"多空(孔)"的瘘,即现代医学所指的复杂性肛瘘,并且将瘘称作"巢",如"巢塞直(即直肠)者"即指直肠有瘘管,记载了肛瘘的手术方法。"痔瘘"病名始见于《神农本草经》,如"夫大病之主,痈肿恶疮、痔瘘瘿瘤",是泛指痔、瘘等肛肠疾病,之后的文献也记作"痔瘘"。

晋代就认识到直肠阴道或尿道瘘是复杂性肛肠疾病。西晋·皇甫谧《针灸甲乙经》记中载"凡痔与阴相通者死"。

宋代已有治疗痔瘘病的专家和专科,王怀隐等所著的《太平圣惠方》将痔与痔瘘从概念上进行了区分,"夫痔瘘者,有诸痔毒气结聚肛边,有疮或作鼠乳,或生结核,穿穴之后,疮口不合,时有脓血,肠头肿疼,经久不差,故名痔瘘也。"所言的痔瘘,则为肛瘘。

元·窦默在《疮疡经验全书》中,将瘘管称作"漏疮"。本书中有"单漏"的记载,"又有肛门左右别有一窍出脓血,名曰单漏。"类似于现代医学所称的单纯性肛瘘。

(二)中医治疗渊源

1.内治法

肛瘘的内治法是通过口服药物使炎症消退,溃孔闭塞。补法,如《丹溪心法》云:"漏者,先须服补药生气血,用参、术、芎、归为主,大剂服之。"初起宜清,久病宜补,如《医学入门》"痔止出血,始终是热;漏流脓血,初是湿热,久是湿寒。初起淡红,微肿小核,宜凉血清热燥湿,牵牛酒、加味槐角丸、脏头丸、古枳巴丸、连归丸。"

清代余听鸿《外科医案汇编》认为初期用清散之剂,求其内消;中期用托里透脓,清热化湿;脓成后则补气养血,兼清湿热。如"所以治漏之法,如堤之溃,如屋之漏,不补其漏,安能免乎?治漏者先顾气血为先,气旺血充,而能收蓄,使其不漏,可无害矣,津液日增,虚损可复。"

2.外治法

(1)坐浴疗法。《五十二病方》最早记载了坐浴疗法:治疗牝痔"未有巢者",采用"煮一斗枣,一斗膏,以为四斗汁,指般(盘)中而居(踞)之"。

(2)熏治法。《五十二病方》最早记载了及肛门探查术,"牝痔之有数窍,蛲白徒道出者方:先道以滑夏链令血出……坐以熏下窍。",记载了最早肛瘘的手术方法,如《五十二病方》"絜以小绳,剖以刀"是治疗瘘的结扎切开术。在"牝痔"的手术中载有"巢塞直者,杀狗,取其脬,以穿籥,入直中吹之,引出,徐以刀劙去其巢,治黄黔而娄傅之。"古人巧妙利用狗膀胱、竹管等制成的器具,将病变引出肛外,在直视下慢慢切割去除,术后并用中药外敷治疗。即用牵引法将痔漏病灶暴露后,再予以肛瘘牵引切除术。中医肛瘘切开术也有记载,如清代高文晋的《外科图说》"若久年漏症,初诊探以银丝,方能知其横飘直柱,以及浅深曲直之由通肛过桥之重症。然后每天用柳叶刀开其二三分,开后用絮止血,约半日去絮,乃上药版。通肛则用弯刀。若素有血证,不可开;瘘病脉数,不可开;肛门前后不可开,……均不可开。此治横飘之法也。"

(3)药线疗法。最早记载应用药捻脱管法治疗肛瘘的是宋代《太平圣惠方》,书中记载用砒霜溶于黄蜡之中,捻为条,纳于痔瘘疮窍之中治疗肛瘘的方法。元·李东桓《证治十书》写到用寸金锭子治疗肛门直肠瘘,是最早记载腐蚀性药物治疗肛瘘。窦汉卿的《疮疡经验全书》举出药线系瘤法:"先用莞花根洗净,带湿,不犯铁器,捣取汁,用生丝线一条浸汁中一宿,以线系瘤上,一夜即落,不过二次。将龙骨、细茶、诃子末三味,敷疮口。如无根,以莞花煎浓汁浸之亦妙,下部痔亦可用。"在龚居中的《外科百效全书》一书中也涉及到了:"凡遇穿肠痔漏,用好细丝线火煅蛇含石,醋内煮过,要从夏秋月内收取蜘蛛网过网丝一根,共合丝线穿入漏孔内。穿法:先将野灯心草破开些,穿入透出,却将药线入于野灯心破开处透出。如无野灯心草,将嫩布线两揩系银丝上穿入,却将长环入粪门内,接出去银丝,却将丝线入一根于布线内,抽过丝线,再将原丝线头入第二根布线内,抽过丝线来，却不是来去两转，收紧结一蕊，待明日解开，蕊又收紧些，仍缚一蕊，莫令宽，日日如此，线落后以生肌合口。"万全的《万氏秘传外科心法》中提到了用药线治漏管方："用九齿鳖甲一个烧灰，以玉簪花根末调点上。又用药线取管，白砒二钱，薄荷三钱，入瓦罐内炭火烧红，候烟尽加明矾末六钱（煅枯），上加乳香、没药各一钱，亦候烟尽，共取起打碎，如绿豆大。复用川乌、草乌、何首乌、南星、半夏、防风各三钱，煎汁煮前所煅之药，候汁干取起，加雄黄一钱，冰片、麝香各二分，共为末，面糊，药线入漏孔内，每日三换，上七次其管自出。"后来在清代的高文晋的《改良外科图说》中对于药线疗法也有提及到："若直柱之候，须用火针插其管中，外用艾灼，火气内攻，觉疼即止。旋用拔管药线，每日去腐，以长渐短，未有不愈者也。若夫挂线之法有二：一者蛛丝为之，一者用药水煎线为之。可系则系，可穿则穿。穿过徐徐收紧，亦能去痔去管，并除瘤赘者也。"清代赵濂的《医门补要》中列出用药线治疗瘘管的操作方法："用细铜针穿药线，右手持针插入漏管内，左手执粗骨针（要圆秃，头镌深长槽一条，以便引针）。插入肛门内，钓出针头，与药线打一抽箍结，逐渐抽紧，加钮扣系药线梢，坠之七日管豁开，掺生肌药一月，收口。如虚人，不可挂线，易成痨不治。"在清代时世瑞的《疡科捷径》写到关于芫花药线的制作方法："药线芫花共壁钱，再加白扣线同煎。系于患处神功大，诸痔瘘瘤皆可捐。芫花（五钱），壁钱（二钱），白扣线同前药用水一碗，煮至汤干为度，取线阴干。临用用线一根双扣系于患处。"在清代顾世澄的《疡医大全》中涉及到用药线治疗疾病的具体操作："即系医家妄用刀针，药线系扎，铅丸悬坠，利剪割切，良肉受伤，日施药纴，插入拔出，日逐将疮内四旁新肉磨成硬管，愈插愈深。此固医家之过，然病家见痔疮溃后，虽流脓血，不疼不痛，嗜饮者依然畅饮，好色者仍复贪欢，善啖者辛辣煎炒全不禁戒，虽无刀剪药线之害，亦断无不成漏者，所以致漏之源又夥。"在《外科十三方考》中论及了"痔漏退管药线方"："外科大成之痔漏退管药线方中，有一方亦仅砒、矾二味，只制炼方法微有不同，亦摘录于此，以示此方作用之广：白砒五钱，明矾一两五钱，将白砒入铁锅内铺匀，上盖明矾末，以火之，至矾枯时，喷冷水一口于砒上，随以棉纸盖于砒上，再随喷水三、五口于纸上，从锅盖边纸上看之，以有白霜透出时为率，如无白霜发现，可再喷，直至有霜时为止，去纸，入去油乳、没各少许，盖于矾上，离火候冷，取出为末，以面糊为条备用。用时将此条插入漏孔，待管退出时为度。如于此方之中再加入蝎尾七枚，生草乌末一钱，即为最佳之枯痔药，编者枯痔时亦常用之。其他外科百效书之"点玄丹"，亦系砒、矾二物，且云善治恶毒，可见此药线一方专作去腐蚀绵之泛用品，盖顽固腐肉，非仗此种大刀阔斧之猛烈峻剂，实不能去此冥顽不灵之大患也。此线短处是去腐甚痛,病者多不乐接受。王肖舫氏则以"蛤豆条"代之,化腐不疼,且极稳妥。其法系以蚊蛤一个,焙至焦黄色,再取生巴豆三粒,去皮心,焙研细末,加冰片少许,共合一处,调捻为条(以巴豆油质能黏和成条为度,否则须相势加油加药)。此条用时烂而不疼,功在药线之上。"清代王士雄在《观砚录》中就有"以纸捻入药于疮孔"治疗"患乳肿如悬瓠,溃处日流水"的病例记载。

(4)挂线疗法。明代中医学的发展取得了很大成绩,痔瘘学科更有了新的进展,枯痔疗法日趋完善,并首创治肛瘘的挂线疗法,明代徐春甫《古今医统大全》中记载了挂线治疗肛瘘的方法:"上用草探一孔,引线系肠外,坠铅垂悬,取速效。药线日下,肠肌随长,僻处既补水逐肠外,未穿疮孔,鹅管内消,七日间脏全如旧,譬筑堤决防水,既归漕,堤流俱涸有何泛滥,脱线日期,在疮远近,或旬日半月,不出二旬,线既过肛如锤脱落,以药生肌,百治百中。"元代李仲南撰的《永类钤方》肛瘘挂线术云:"至于成瘘穿肠,串臀中,有鹅管,年久深远者,必用永类钤方挂线法,庶可除根。"

(三)西医治疗渊源

西方医学的记录是从希波克拉底开始的。希波克拉底被称为西方"医学之父"。希波克拉底在他的名著《论瘘》一文中提出了肛瘘的病因、检查方法和治疗原则。他认为肛瘘是由于外伤或骑马、划船引起的损伤使血液积聚于接近肛门的臀部,先形成结节,然后化脓破溃成瘘。他主张在破溃之前排出脓液。他采用马鬃和麻线做挂线疗法。采用马鬃的目的是它不会因脓液浸泡腐烂而断开。

Cersus C(公元前 25 年—公元 5 年)在他的著作中推荐用刀割治肛瘘,对多发性外口的肛瘘他采用挂线与切开并用的方法治疗。

1370 年英国的外科权威专家 Joho Arderne 借助挂线和有槽探针进行瘘管切开术,并在术后应用蛋黄或蛋白制成的油换药。在他的著作中对肛瘘的论述很接近现代观点。他已认识到远离肛门的坐骨直肠窝脓肿最终可以形成肛瘘。他主张应在脓肿破溃之前切开排脓。他治疗肛瘘是采用腐蚀瘘管的办法。

1686 年 11 月,外科医师 Felix 和他的助手 Bessier 在没有麻醉的情况下,用特制的"球头探针刀"顶端探针由外口伸入瘘管,并由内口引出,迅速切开瘘管。这是标准的敞开式瘘管切开术。这次手术的成功使当时的权贵们大大改变了对外科医师的看法。路易十四(1636—1715 年)是法国波旁王朝著名的国王,曾经患有肛瘘。为了医治国王的肛瘘,宫廷医师和江湖郎中共同商讨,制订了一系列治疗方案,并挑选一批志愿进行治疗试验的肛瘘患者做试验,结果都不太理想。17 世纪末,法国著名外科医师 Felix M 用特制手术刀采取切开法成功地治愈了路易十四的肛瘘。Hunter J(1728—1793年)主张对肛瘘管道从外口到内口要全部敞开。他相信,高位肛瘘的管道应该是接近内口的部分要比外口部分处于更高的位置。1765年Pott爵士在他所著的《肛瘘的治疗》一书中特别强调对疾病的定义要精确和命名要正确的重要性。他说:"对一个疾病清楚而精确的定义,以及根据其真实的本质所作的命名,远比一般化概念重要得多。不正确或不完善的定义和命名可能导致观念的不正确或不完善;随这种错误观念而来的,只能是错误的治疗。"他的这一精辟论断是肛肠科医师甚至整个医学界的宝贵箴言。1740年,Hugier强调瘘管切开后的创面呈"V"形,以利引流。1765年,Pott指出瘘管变硬的组织应完全切除。

1852年,Chassaignac主张切开肛瘘后应将创面予以缝合。19世纪,德国学者Chiari(1878年)和法国学者Desfosses与Hermann分别提出了肛腺的形态学和肛腺可能与肛门周围组织感染有某种联系的假说。伦敦的Salmon在肛瘘手术时,敞开瘘管管道后在其外侧端做一垂直的辅助切口,使伤口呈"7"字形,借以延缓外部伤口愈合以避免形成袋状假道。后来这一辅助切口演变成外口部球拍形切口,更有利于引流和愈合。1873年,维也纳Diitel教授介绍用弹性橡皮条对肛瘘做绞勒性结扎。这是采用橡皮条挂线疗法治疗肛瘘的最早记录。伦敦圣·马可医院的Allingham学习了这一方法并于1874年发表论文,报道他用这种方法治愈60例肛瘘的良好疗效。1835年,Salmon创办了一所只有7张病床的"贫民救济医院",专门收容和治疗肛门瘘和其他直肠疾病。到1854年,医院病床扩展到25张,该院正式命名为圣·马可医院。圣·马可医院在Salmon的领导下,培育出一代代肛肠外科大师,他们杰出的理论研究和临床实践推动着全世界肛肠外科的发展。1870年,到圣·马可医院工作的Goodsall与Miles W E合写了《肛门直肠疾病》一书。在《肛门直肠疾病》中的"肛门直肠瘘"一章中,细致地叙述了肛瘘的形态、病因、症状、检查和治疗。特别是对肛瘘内外口位置以及瘘管走向等更为详尽地介绍了他的观察结果。后人把他提出的规律性现象称为"Goodsall定律"。近百年来,人们对肛窦、肛腺在肛门直肠周围感染中的重要作用的认识不断加深,同时对肛瘘病因、病理的认识,有了突破性进展。肛瘘的治疗方法也有了较大的改进。

1958年,Eisenhammer提出肛隐窝腺感染学说,并创用内括约肌和肛窦切开术。1961年,英国学者Parks等学者提出了彻底切除感染的肛隐窝、肛腺导管和肛腺,不切断肛门括约肌的肛瘘挖出术式,成为现代治疗肛瘘保存括约肌术式的基础。之后,各国学者不断改进,从而促使肛瘘的治疗术式日臻完善。

第二节 肛周脓肿与肛瘘的联系

一、肛周脓肿与肛瘘有着病理学上的因果关系

从病因上分析,肛周脓肿与肛瘘为同一疾病,发生在不同时期的两个阶段。内口是感染源的入口,是发病的起源。有学者认为,肛周脓肿与肛瘘是一种疾病在不同时期的表现,因此提出"肛瘘性脓肿"命名。从解剖学上分析肛腺在直肠窦下部,一部分是位于黏膜下层的单片腺体结构,另一部分是穿入肌层的腺体分支管也称肛内腺。肠道细菌通过这些腺体,可引起直肠周围感染。肛管感染是沿内、外括约肌行走的肛管纵行肌,向直肠肛管周围组织蔓延,肛瘘是肛管直肠周围感染的结果。肛周脓肿的脓液性状多稠厚、色黄,脓液培养以大肠埃希菌为主体。感染源来自肠道,在切排中如有气体溢出更证明与肠道相通。肛周感染有少部分患者为肛周皮肤软组织感染所致。这些外源性感染可以在肛管直肠周围蔓延,成为窦道。

二、肛瘘是肛周脓肿的发展阶段之一

直肠肛管周围脓肿是指直肠肛管周围软组织内或其周围间隙发生的急性化脓性感染,并形成脓肿。脓肿破溃或切开后常形成肛瘘。脓肿是肛管直肠周围炎症的急性期表现,而肛瘘则为其慢性期表现。因肛腺感染引起的直肠肛管周围脓肿的发病过程可分为3个阶段(图1-1)。

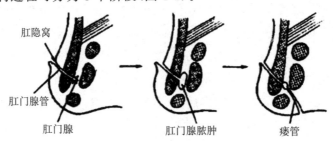

肛隐窝

肛门腺管

肛门腺 肛门腺脓肿 瘘管

图 1-1 肛周脓肿的发展阶段

(一)肛隐窝炎症阶段

感染发生后渗出液积存于隐窝内,加之肛门括约肌因炎症刺激收缩,以致引

流不畅,使感染加重。

(二)肛管直肠周围脓肿阶段

由隐窝炎发展成肛腺炎,经括约肌间感染,形成肛管直肠周围炎,通过腺体的管状分支,或沿联合纵肌走行向上、下、外三个方向在直肠肛管周围形成不同部位的脓肿。

绝大部分直肠肛管周围脓肿由肛腺感染引起。正常的肛腺大部分位于内括约肌之间,平时分泌黏液润滑肛管,有助于粪便的排出。当细菌从肛腺导管开口部逆行侵入时,可引起肛隐窝炎,若肛隐窝炎未能控制,炎症继续扩散,肛腺导管因此而水肿。

(三)肛瘘形成阶段

直肠肛管周围不同部位的脓肿,由于自行破裂或人工引流后,脓肿逐渐消退,病灶局限形成不同类型的肛瘘。另外,少部分直肠肛管周围脓肿其感染并不来源于肛腺,如来源于肛裂、血栓性内外痔感染、内痔或直肠脱垂注射治疗后,也可来源于败血症、脓毒血症、肛周皮肤感染、直肠炎、炎症性肠病、肛门直肠外伤等,而营养不良、贫血、糖尿病、结核及血液病等易并发直肠肛管周围脓肿。因此,又将直肠肛管周围脓肿分为瘘管性脓肿和非瘘管性脓肿两大类,前者在脓肿破溃或单纯切开引流后几乎要再次手术,后者脓肿引流后有可能痊愈。

三、肛瘘是肛周脓肿的手术后遗症

肛周脓肿属于肛肠科常见的临床急症,肛周脓肿的病变范围广,严重者甚至会引起感染性休克,威胁患者生命。目前,临床上主要采用手术治疗,以切开引流术最常见,术后需要定期换药及冲洗脓腔。如果肛周脓肿术后未做好清洁护理,未做好局部引流及脓腔的定期冲洗,则有可能导致术后形成迁延不愈的管腔,腔道周围还可见瘢痕组织形成,形成的慢性感染性管道即肛瘘。

第二章

肛周脓肿及肛瘘相关的解剖与生理

第一节 肛周脓肿及肛瘘相关的解剖

一、肛管的解剖

(一)肛门三角

以两坐骨结节为连线,向后至尾骨的三角形区域称肛门三角,习惯上亦称肛周,中间是肛门。肛门是消化道末端的开口,即肛管的外口,位于臀部正中线,在 Minor 三角之中(平时紧闭呈前后纵形,排便时张开呈圆形,直径可达 3 cm)。肛门周围有很多放射状皱褶,当排便时肛门扩张,皱褶消失,便后肛门收缩时皱褶又复原,粪渣和细菌极易卷入皱褶内藏匿起来。所以,手术前消毒必须彻底。肛缘向后至尾骨尖之间,形成一个纵沟,即臀沟,深浅不一,深者易潮湿感染。肛门三角和尿生殖三角,合称会阴区(图 2-1)。其前方皮下有会阴浅筋膜和会阴体肌,如果切断,则肛门向后移位。其后方臀沟下,肛缘向后至尾骨之间,有肛尾韧带(图 2-2),起固定肛门的作用。肛门后脓肿或肛瘘手术切开时,若切断肛尾韧带,可造成肛门向前移位,影响排便。因此,手术时尽量做放射状切口,以免损伤这些组织及皱皮肌纤维。肛门皮肤比较松弛而富有弹性,手术时容易牵起,因而切除过多肛门皮肤易造成肛门狭窄。肛门部神经丰富,感觉敏锐,手术时疼痛明显。

(二)肛管

肛管是消化道的末端,肛管上端止于齿状线并与直肠相接,向下向后止于肛门缘。因此,肛门缘到直肠末端的一段狭窄管腔称肛管,成人肛管平均长 3~

4 cm,平均 2.5 cm。而外科通常将肛管的上界扩展到齿状线上 1.5 cm 处,即肛管直肠环平面。手术中要特别注意保护肛管皮肤。我国成人肛管周长约10 cm,至少应保留 2/5,否则会造成肛门狭窄、黏膜外翻、腺液外溢。

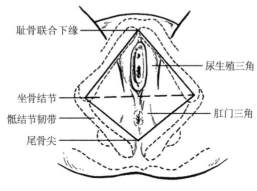

图 2-1　会阴的分区

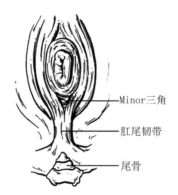

图 2-2　Minor 三角和肛尾韧带

1.肛管分类

肛管分为解剖肛管和外科肛管。解剖肛管是指齿状线到肛门缘的部分,又称皮肤肛管或固有肛管。临床较常用,前壁较后壁稍短,成人长 3～4 cm,无腹膜遮盖,周围有外括约肌和肛提肌围绕。外科肛管是指肛门缘至肛管直肠环平面(肛直线)的部分,又称肌性肛管或临床肛管。临床较少用,成人长(4.20±0.04)cm。外科学肛管实际上是解剖学肛管+直肠柱区。有学者认为应把肛提肌内侧缘至齿状线的一段称为直肠颈,把齿状线至肛门一段称为解剖肛管,把直肠与直肠颈交界处,称为直肠颈内口,肛管外口称肛门。这种新分界方法比较合理,既能反映解剖特点,又能指导临床(图 2-3)。

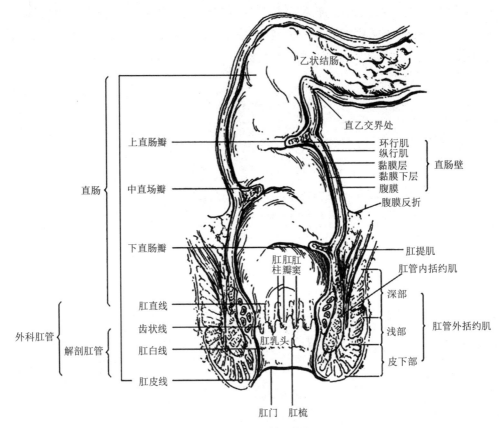

图 2-3　直肠与肛管冠状切面

2.肛管分界

　　肛管内腔面有 4 条线:肛皮线、肛白线、齿状线及肛直线。还有 3 条带:皮带位于肛白线与肛皮线之间;痔带位于齿状线与肛白线之间;柱带位于肛直线与齿状线之间(图 2-4)。

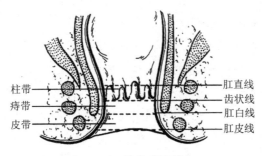

图 2-4　肛管内腔面划分

（1）肛皮线：平常称肛门口、肛门缘，是胃肠道最低的界线。

（2）肛白线：又称 Hilton 线，是肛管中下部交界线，正对内括约肌下缘与外括约肌皮下部的交界处。指诊可触到一个明显的环形沟，此沟称为括约肌间沟（亦称肛白线）（图 2-5）。沟的宽度 0.6～1.2 cm，距肛门口上方约 1 cm，肉眼并不能辨认。行内括约肌松解术时，以此沟为标志，切开肛管移行皮肤，挑出内括约肌在明视下切断。肛管移行皮肤，切除过多，易致肛门狭窄，需要注意。临床上常用此沟来定位内外括约肌的分界。

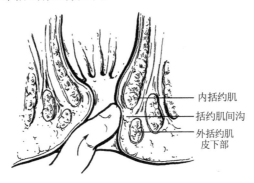

图 2-5　手指在肛管摸到括约肌间沟

（3）齿状线：在白线上方，距肛门缘 2～3 cm。在肛管皮肤与直肠黏膜的交界处，有一条锯齿状的环形线，称为齿状线或梳状线。此线是内外胚层的移行区，上下两方的上皮、血管、淋巴和神经的来源完全不同，是重要的解剖学标志（图 2-6）。85％以上的肛门直肠病都发生在齿状线附近，在临床上有重要意义。

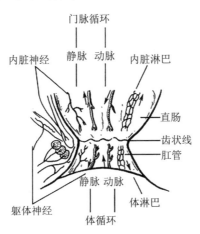

图 2-6　齿状线上下的不同结构

上皮：齿状线以上是直肠，肠腔内壁覆盖黏膜，为单层柱状上皮；齿状线以下是肛管,肛管覆盖皮肤,为移行扁平或复层扁平上皮。齿状线以上的痔为内痔,以下的痔为外痔;齿状线以上的息肉、肿瘤附以黏膜,多数是腺瘤;齿状线以下的肿瘤附以皮肤,多为皮肤癌。

神经:齿状线以上的神经是内脏神经,没有明显痛觉,故内痔手术无痛,是手术的无痛区;齿状线以下的神经是躯体神经,痛觉灵敏,故外痔、肛裂非常痛,手术时为有痛区,凡是疼痛的肛管病都在齿状线下(图2-7)。

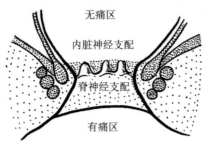

图2-7　齿状线上下的神经分布

血管:齿状线以上的血管是直肠上血管,其静脉与门静脉系统相通;齿状线以下的血管是肛管血管,其静脉属下腔静脉系统。在齿状线附近,门静脉与体静脉相通。

淋巴:齿状线以上的淋巴向上回流,汇入腰淋巴结(内脏淋巴结);齿状线以下的淋巴向下回流,经大腿根部汇入腹股沟淋巴结(躯体淋巴结)。所以,肿瘤转移,齿状线上向腹腔转移,齿状线下向大腿根部转移。由此可见,齿状线是胚胎内、外胚层交会的地方,所以几乎所有肛管、直肠先天性畸形(如肛门闭锁等)都发生在齿状线。齿状线还是排便反射的诱发区。齿状线区分布着高度特化的感觉神经终末组织,当粪便由直肠达到肛管后,齿状线区的神经末梢感觉到刺激,就会反射地引起内、外括约肌舒张,肛提肌收缩,使肛管张开,粪便排出。如手术中切除齿状线,就会使排便反射减弱,出现便秘或感觉性失禁。齿状线上下结构的区别见表2-1。

表2-1　齿状线上、下结构的比较

比较	齿状线上部	齿状线下部	临床应用
来源	内胚层、后肠外	外胚层、原肠	肛管直肠分界
覆盖上皮	单层柱状上皮(黏膜)	复层扁平上皮(皮肤)	皮肤黏膜分界
动脉来源	直肠上、下动脉	肛门动脉	与痔的好发部位有关

比较	齿状线上部	齿状线下部	临床应用
静脉回流	肠系膜下静脉(属门静脉系)	阴部内静脉(属下腔静脉系)	与痔的好发部位有关;与直肠癌转移至肝有关
淋巴引流	入腰淋巴结	入腹股沟淋巴结	肛管癌转移至腹股沟;直肠癌转移至腹腔内
神经分布	内脏神经(痛觉迟钝)	躯体神经(痛觉敏锐)	齿状线上为无痛区,齿状线下为有痛区

(4)肛直线:又称直肠颈内口,是直肠柱上端水平线,亦称 Herrmann 线,是直肠颈内口与直肠壶腹部的分界线,在肛管直肠环的平面上,又是肛提肌的附着处。通常是临床上扩展的肛管,它将肛管的上界延至齿状线以上 1.5 cm 处。这一水平正是肛管直肠环水平,对于肛瘘手术有重要的临床意义。

3.肛管皮肤

肛管皮肤特殊,上部是移行上皮,下部是鳞状上皮,表面光滑色白,没有汗腺、皮脂腺和毛囊,即"三无"皮肤。手术中被切除后,会形成肛管皮肤缺损、黏膜外翻和腺液外溢。

4.肛管内壁

肛管内壁形态结构见图 2-8。

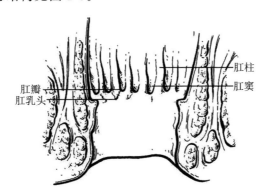

图 2-8 肛柱、肛瓣、肛窦、肛乳头

(1)肛柱:直肠下端缩窄,肠腔内壁的黏膜折成隆起的纵行皱襞,皱襞突出部分叫肛柱,又称直肠柱,有 8～10 个,长 1～2 cm,宽 0.3～0.6 cm,儿童比较明显。直肠柱是括约肌收缩的结果,在排便或直肠扩张时此柱可消失。

(2)肛瓣:两直肠柱底之间有半月形黏膜皱襞,叫肛瓣。有 6～12 个瓣,肛瓣是比较厚的角化上皮,它没有"瓣"的功能。

(3)肛窦是肛瓣与两柱底之间形成的凹陷隐窝,又称肛隐窝。即在肛瓣之后呈漏斗状的凹窝,口朝上向直肠腔内上方,窦底伸向外下方,深 0.3～0.5 cm,有导管与肛腺相连,是肛腺分泌腺液的开口,在肛窦内储存,排便时直肠收缩肛腺液与直肠黏膜下肠腺液混合,润滑粪便,易于从肛门排出。当大便干燥用力时擦破肛瓣,或腹泻时稀便进入肛窦内,发生肛窦炎,再经导管蔓延成肛腺炎,继而扩散至肛管直肠周围各间隙形成脓肿,或沿肛管移行皮肤向下蔓延破溃后发生肛裂,再向下蔓延形成裂痔,破溃后形成裂瘘。所以肛窦又是感染的门户。当行肛周脓肿和肛瘘手术时,应查看肛窦有无红肿、硬结、凹陷和溢脓,来确定原发感染肛窦内口。肛瓣和肛窦数目与直肠柱相同,多位于后正中部,所以 85％的肛窦炎发生在后部。

(4)肛乳头是肛管与肛柱连接的部位,沿齿状线排列的三角形上皮突起,多为 2～6 个,基底部发红,尖端灰白色,大小不一,是纤维结缔组织。有学者认为,其可能是外胚层遗迹,或是后天产生的。还有学者说是肛膜消失的痕迹。当肛管处有感染、损伤及长期慢性刺激时,肛乳头可增生变大,形成肛乳头肥大或肛门乳头瘤,有患者误认为是息肉和外痔。正常的肛乳头不需要治疗,肛乳头肥大或肛门乳头瘤应积极治疗,行肛裂手术时应一并切除。

(5)肛腺是一种连接肛窦下方的外分泌腺体。连接肛窦与肛腺的管状部分叫肛腺导管(图 2-9)。个体差异和自身变异很大,不是每一个肛窦都有肛腺,一般约有半数肛窦有肛腺,半数没有。成人 4～10 个,新生儿可达 50 个。多数肛腺都集中在肛管后部,两侧较少,前部缺如。5 岁以下儿童多呈不规则分布。肛腺开口于窦底,平时分泌腺液储存在肛窦内,排便时可起润滑粪便的作用。由于该处常有存积粪屑杂质,容易发生感染,引发肛窦炎。许多学者强调指出,肛窦炎是继发一切肛周疾病的祸根。95％的肛瘘均起源于肛腺感染。

(6)栉膜:位于齿状线与括约肌间沟之间的环形平滑区,称为栉膜区,亦称梳状区。此区域内的肛管上皮组织及皮下结缔组织称为栉膜,亦称肛梳,1.0～1.5 cm。栉膜病理增生所形成的纤维束称为栉膜带,亦称梳状带。栉膜带长 3～8 mm,平均厚约为 2.68 mm。在慢性炎症长期刺激下,栉膜带可发生纤维性缩窄硬化,称为肛门梳硬结。

(三)肛垫

肛垫是直肠末端的唇状肉赘,肛管内齿状线上方有一宽 1.5～2.0 cm 的环状区。该区厚而柔软,有 12～14 个直肠柱纵列于此,为一高度特化的血管性衬垫,称为肛垫。肛垫是由扩张的静脉窦、平滑肌(Treitz 肌)、弹性组织和结缔组织构成(图 2-10)。其出生后就存在,不分年龄、性别和种族,每一个正常人(既无痔的体征又无肛门症状者)在肛门镜检时均可见有数目不等和大小不一的肛垫凸现于肛腔内,多呈右前、右后、左侧三叶排列,它宛如海绵状结构,类似勃起组织。表面为单层柱状上皮与移行上皮,有丰富的感觉神经,是诱发排便的感觉中心,起到诱发排便感觉、闭合肛管、节制排便的作用。正常情况下肛垫疏松地附着在肛管肌壁上。当括约肌收缩时,它像一个环状气垫,协助括约肌维持肛管的正常闭合,是肛门自制功能的重要部分。其中 Treitz 肌厚 1～3 mm,含有弹性纤维组织,对肛管直肠有重要支持作用,可防止黏膜脱垂。

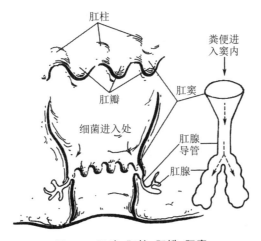

图 2-9 肛腺、肛柱、肛瓣、肛窦

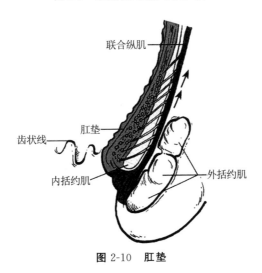

图 2-10 肛垫

Treitz 是肛垫的网络和支持结构,它有使肛垫向上回缩的作用,如 Treitz 断裂支持组织松弛,肛垫回缩障碍,从原来固定于内括约肌的位置下降,使内痔脱出或痔黏膜糜烂并发出血,因而形成痔(图 2-11)。

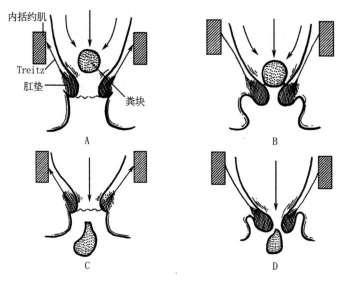

图 2-11　Treitz 肌的功能

A.排便前;B.排便时,粪块推肛垫向下,Treitz 肌伸长;C.排便结束,Treitz 肌将肛垫向上回缩;D.Treitz 肌断裂,肛垫脱垂成痔

二、直肠解剖

直肠是结肠的末端,位于盆腔内固定在盆腔腹膜的结缔组织中。上端平第三骶椎与乙状结肠相接。沿骶椎腹面向下,直达尾骨尖,穿骨盆底后,下端止于齿状线与肛管相连。成人长 12～15 cm。

(一)直肠的形态结构

直肠并不是笔直的。直肠有两个弯曲,在矢状面上,沿着骶尾骨的前面下行形成向后突的弯曲,称直肠骶曲;下段绕尾骨尖向后下方在直肠颈,形成一突向前的弯曲,称为直肠会阴曲(图 2-12)。骶曲和会阴曲在此与肛管形成一个 90°～100°的角称肛直角,此角度对排便起重要作用(图 2-13)。直肠上下端较狭窄,中间膨大,形成直肠壶腹,是暂存粪便的部位。但是,有 1/3 的人没有宽阔部而呈管状。直肠的黏膜较为肥厚,在直肠壶腹部的黏膜有上、中、下三个半月形皱襞突入肠腔,襞内有环肌纤维,称直肠瓣。直肠瓣自上而下多为左、右、左排列,左侧 2 个,右侧 1 个。它的作用是当用力排便时,可防止粪便逆流。上瓣位于直乙结合部的左侧壁上,距肛缘 11.1 cm。中瓣最大,位置恒定,壁内环肌发达,有学者称为第三括约肌,位于直肠壶腹的右侧壁上,距肛缘 9.6 cm,相当于腹膜反折平面,是检查和手术的标志。下瓣较小,位置不恒定,一般多位于直肠的左壁上,距肛缘 8 cm。在做乙状镜和纤维结肠镜摘除息肉手术插镜时要注意狭窄部,直肠角沿两个弯曲进镜,到中瓣以上时,操作不能粗暴,否则造成肠穿孔,甚至并发腹膜炎。

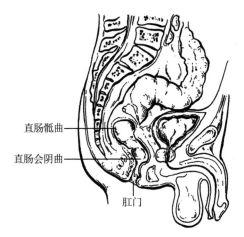

图 2-12　肛管直肠的大体形态和弯曲

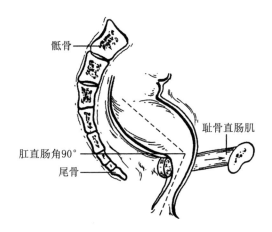

图 2-13　肛直角的形成

(二)直肠组织结构

直肠壁的组织结构与结肠相同。直肠全层由内向外分为黏膜层、黏膜下层、肌层、外膜(浆膜)四层(图 2-14)。

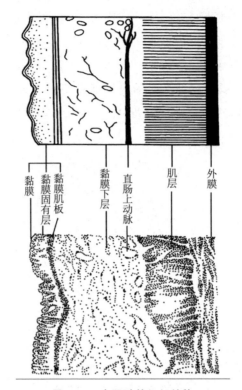

图 2-14　直肠壁的组织结构

1.黏膜层

黏膜层分为黏膜、黏膜固有层、黏膜肌层(又称黏膜肌板),由 2～3 层纵行平滑肌构成。黏膜较厚,血管丰富。黏膜层存在肠腺,分泌腺液。固有层有小支静脉丛为子痔区,是消痔灵四步注射法的第三步。肌板层是 Treitz 肌,网络内痔静脉丛的一层。

2.黏膜下层

此层极为松弛,易与肌层分离。内有疏松结缔组织,直肠上动、静脉。齿状线附近含丰富的窦状静脉丛。有直肠上动脉与内痔静脉丛,为母痔区,是消痔灵四步注射法的第二步。

3.肌层

直肠的肌层为不随意肌,外层是纵行肌,内层是环行肌。内为直肠环行肌,在相当于耻骨直肠肌下缘平面形成逐渐增厚的内括约肌,向下延续至括约肌间沟(内括约肌最肥厚部分在齿状线上 0.5 cm 至终末长约 1.5 cm)。外为直肠纵行肌,向下分出一束肌肉,组成联合纵肌的内侧纵肌,进入外括约肌间隙,内侧纵肌是直肠黏膜下脓肿的通道。

4.外膜

前壁、两侧壁有腹膜,其直肠外侧壁为浆膜层。其他部位的直肠外侧壁为结缔组织构成的外膜。

(三)直肠与腹膜的关系

直肠上 1/3 前面和两侧有腹膜覆盖;中 1/3 仅在前面有腹膜并反折成直肠膀胱陷窝(男)或直肠子宫陷窝(女);下 1/3 全部位于腹膜外,使直肠在腹膜内外各占一半,直肠后面无腹膜覆盖。腹膜反折部距离肛缘约 9.6 cm,与直肠腔中段直肠瓣平齐。一般肛门镜的长度为 8 cm,即据此设计而成。

三、肛管直肠的毗邻

(一)肠系膜及直肠周围结构

1.直肠系膜

直肠为腹膜间位器官,没有传统意义的系膜。盆筋膜脏层所包裹的直肠背侧脂肪及其结缔组织、血管和淋巴组织,由于骨盆的特殊形状,只在直肠的上1/3 形成膜状结构;而中下 1/3 是从直肠的后方及两侧包裹着直肠,形成半圈1.5～2.0 cm 厚的结缔组织,肛肠外科称之为直肠系膜,后方与骶前间隙有明显的分界,侧方由于侧韧带与盆腔侧壁相连,无明显分界,上自第 3 骶椎前方,下达盆膈,所以直肠癌的全直肠系膜切除,是指切除从第 3 骶椎前方至盆膈直肠后方及双侧联系直肠的疏松结缔组织。

2.直肠侧韧带

由直肠侧方直肠中动静脉、骶神经、脂肪和结缔组织构成,为基底位于盆腔侧壁、顶端进入直肠的三角结构,当直肠被牵拉时可显出。近年研究表明,骨盆内脏神经在直肠侧韧带内有许多细小分支,手术时应注意保护。

3.直肠筋膜

直肠前方为直肠膀胱膈或直肠阴道隔,又称为 Denonvilleriers 筋膜。这层筋膜是腹膜反折的延伸,是直肠与男性精囊腺、前列腺以及女性阴道之间的间隙,与盆膈上筋膜融合,是直肠腹膜反折以下的前间隙。行直肠癌手术时,直肠前方分离必须通过此间隙。直肠后面无 Denonvilleriers 筋膜,其脏层筋膜即直肠固有筋膜,系结肠带延伸形成的结缔组织,包绕直肠中段。壁层盆筋膜覆盖骶尾骨腹侧面,正中变厚,形成 Waldeyer 筋膜,向下延伸至肛管直肠连接部,形成直肠悬韧带。

(二)肛管直肠周围的间隙

肛管直肠周围存在数个正常的组织间隙,这些间隙对疾病的发生有重要意义(图2-15,图2-16)。肛管外科手术时,常需沿这些间隙进行。肛肠外科医师熟悉这些组织间隙,对顺利完成手术、减少手术意外及并发症有重要作用。肛管直肠周围间隙以肛提肌为界,可分为两组,即肛提肌上间隙和肛提肌下间隙。

1.肛提肌上间隙

(1)骨盆直肠间隙:位于上部直肠与骨盆之间的左右两侧,下为肛提肌,上为腹膜,前为膀胱、前列腺或阴道,后为直肠侧韧带,其顶部和内侧是软组织。

(2)直肠后间隙:又称骶前间隙,位于直肠上部与骶骨前筋膜之间,下为肛提肌,上为腹膜反折。在直肠癌切除分离直肠后方时,一定要在此间隙内进行,切忌与骶前筋膜分离,以免造成骶前静脉破裂,发生骶前静脉大出血。

(3)直肠膀胱间隙:位于直肠与前列腺、精囊腺、膀胱或阴道之间,上界为腹膜,下界为肛提肌。当直肠前壁发生癌肿时,此间隙发生粘连或受侵,分离时易损伤前列腺、精囊腺甚至后尿道,应特别注意。

(4)黏膜下间隙:位于肛管黏膜与内括约肌之间,向上与直肠黏膜下层相连,间隙内有黏膜下肌、内痔静脉丛及痔上动脉终末支等与内痔发生有关,感染后可以形成黏膜下脓肿。

2.肛提肌下间隙

(1)坐骨直肠间隙:位于直肠两侧,上为肛提肌,内为肛管壁,外侧为闭孔内肌及其筋膜,间隙内有脂肪组织和痔下血管通过,其容量约50 mL。此间隙与皮下间隙直接交通,还可沿中央腱的纤维隔与中央间隙相通,通过纵肌外侧隔或括约肌间外侧隔或外括约肌浅部肌束间纤维与括约肌间间隙交通。此间隙还可向前延伸至尿生殖膈以上,向后内侧经Courtney间隙与对侧的坐骨直肠间隙相通。

(2)肛管后浅间隙:肛管后浅间隙位于肛尾韧带的浅面。

(3)肛管前浅间隙:肛管前浅间隙位于会阴体的浅面,与肛管后浅间隙相通。

(4)肛管后深间隙:即Courtney间隙,位于肛尾韧带的深面,与两侧坐骨直肠间隙相通。

(5)肛管前深间隙:位于会阴体的深面,较肛管后深间隙为小,亦与两侧坐骨直肠间隙相通。

(6)皮下间隙:上为外括约肌皮下部,下为肛周皮肤内侧邻肛缘内面,外侧为坐骨直肠窝,间隙内有皱皮肌、外痔静脉丛和脂肪组织。皮下间隙借中央腔的纤维隔向上与中央间隙相通,向内与黏膜下间隙分隔,向外与坐骨直肠间隙直接连续。

(7)中央间隙:联合纵肌与外括约肌基底襟之间为中央间隙,内含中央腱。由此间隙向外通坐骨直肠间隙,向内通黏膜下间隙,向下通皮下间隙,向上通括约肌间间隙,由此进而可达骨盆直肠间隙。

(8)括约肌间间隙:有4个,位于联合纵肌的三层之间。最内侧间隙借穿内括约肌的纤维与黏膜下间隙交通,最外侧间隙借外括约肌中间襟内经过的纤维与坐骨直肠间隙交通,内层与中间层之间的间隙向上与骨盆直肠间隙直接交通,外层与中间层之间的间隙向外上方与坐骨直肠间隙的上部交通,所有括约肌间间隙向下均汇总入中央间隙。

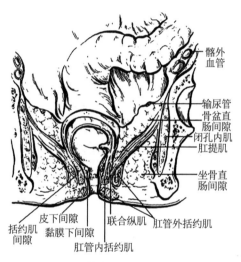

图 2-15　肛管直肠周围间隙(冠状面)

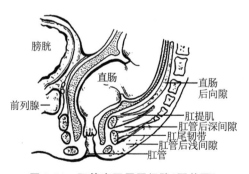

图 2-16　肛管直肠周围间隙(冠状面)

四、肛管直肠周围的肌肉

肛管直肠周围有两种功能不同的肌肉:一种为随意肌,位于肛管之外,即肛管外括约肌与肛提肌;另一种为不随意肌,在肛管壁内,即肛管内括约肌;中间肌层为联合纵肌,既有随意肌又有不随意肌纤维,但以后者较多。以上肌肉能维持肛管闭合及开放。这些肌肉可分为:肛门外括约肌、肛门内括约肌、肛提肌、联合纵肌和肛管直肠环。

(一)肛门外括约肌

肛门外括约肌属于随意肌(可以随意收缩和松弛),有环形肌束及椭圆形肌束。后自尾骨起,向前下行到肛管后方分为两部分,沿两侧围绕肛管下部,至肛门前方,又会合为一,终止于会阴(图 2-17)。外括约肌可分为三部分。

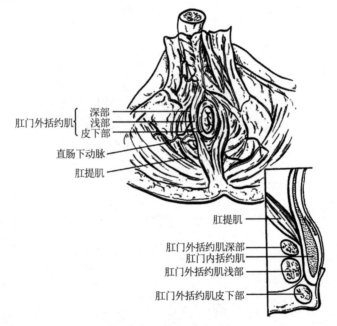

图 2-17 肛门外括约肌

1.外括约肌皮下部

外括约肌皮下部宽 0.3～0.7 cm,厚 0.3～1.0 cm。为环形肌束,位于肛管下方皮下,肛门内括约肌的下方。前方肌纤维附着于会阴中心腱,后方纤维附着于肛尾韧带。此肌被肛门皱皮肌纤维(联合纵肌分支纤维)贯穿,紧密地将外括约肌皮下部分隔成 3～4 小块肌肉。皱皮肌纤维止于肛缘皮下,此肌前部分纤维交叉与外括约肌浅部连接,后方较游离,无肌性和骨性连接。此肌束上缘与内括约肌下缘相邻,形成括约肌间沟,直肠指诊可摸到。外痔手术切开皮肤时,可见白色纵行致密纤维即皱皮肌,再切开皱皮肌纤维显露出外括约肌皮下部内缘,向上剥离,才能顺利地剥离出外痔血管丛,可减少手术中出血,肛瘘手术切断外括约肌皮下部,不会影响肛门括约肌的功能。

2.外括约肌浅部

外括约肌浅部宽 0.8～1.5 cm,厚 0.5～1.5 cm。在皮下部与深部之间,有直肠纵肌纤维使两者分开。位于外括约肌皮下部上方,内括约肌外侧,呈梭形围绕外科肛管中部,为椭圆形肌束。前方肌束与会阴浅横肌连接,止于会阴体;后方两股肌束止于尾骨,并参与构成肛尾韧带。外括约肌浅部与深部被联合纵肌分支纤维贯穿,手术时不易分清。需根据切开的宽度和深度判断外括约肌浅部是否切开。如同时切开两侧外括约肌浅部,虽不会致完全肛门失禁,但可产生肛门松弛。

3.外括约肌深部

外括约肌深部宽 0.4～1.0 cm,厚 0.5～1.0 cm。位于浅部的外上方为环形肌束,环绕内括约肌及直肠纵肌层外部,其后部肌束的上缘与耻骨直肠肌后部接触密切。手术时切断一侧不会导致肛门失禁。前方肌束与会阴深横肌连接,止于两侧坐骨结节。

(二)肛门内括约肌

肛门内括约肌是直肠环肌纤维下段较厚的部分(图 2-18)。它围绕肛管上部,属于不随意肌,宽约 3 cm,其下部有 2 cm,外括约肌所包绕。内括约肌单独没有括约肛门的功能。

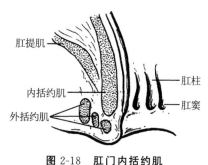

肛提肌

内括约肌

外括约肌

肛柱

肛窦

图 2-18　肛门内括约肌

(三)肛提肌

肛提肌左右各一,联合做成盆膈,是随意肌。上面盖以盆膈筋膜,使之与膀胱、直肠或子宫隔离;下面覆以肛门筋膜,并成为坐骨肛门窝的内侧壁。像一把倒置张开的伞,伞把相当于直肠,肛提肌像伞布呈扇形围绕骨盆下口。受第2～4骶神经的肛管神经及会阴神经的支配。其作用是两侧肛提肌联合组成盆膈,承托盆腔脏器。收缩时可提高盆底,压迫直肠帮助排便。保持肛管直肠的生理角度,增强肛门的括约功能。

1.前部

前部起于耻骨支后面,行向下后,有的纤维止于会阴;大部分纤维在内、外括约肌之间,止于肛管,并与直肠外纵层肌纤维会合,故又称耻骨直肠肌。

2.中部

中部起于耻骨联合与闭孔肌膜,向后与对侧肌联合,附着于直肠下部的两侧,有的纤维与外括约肌相连,最终止于尾骨前面,故也称耻骨尾骨肌。

3.后部

后部起于坐骨棘内面,斜向下后内与对侧联合,附着于肛门尾骨之间,故又称髂骨尾骨肌(图 2-19)。

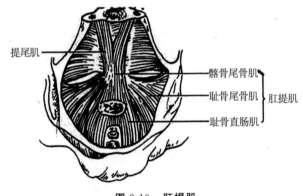

提尾肌

髂骨尾骨肌
耻骨尾骨肌　肛提肌
耻骨直肠肌

图 2-19　肛提肌

(四)联合纵肌

联合纵肌是肌性纤维组织,其中含有平滑肌、横纹肌和弹力纤维。平滑肌纤维来自直肠壁外层纵肌,横纹肌纤维来自耻骨直肠肌。联合纵肌呈纵行位于内、外括约肌间隙,成人长 2～3 cm,宽 0.2 cm。联合纵肌分出:内侧分支纤维、下行分支纤维和外侧分支纤维。以网状肌性结缔组织纤维,将外科肛管各部分连接成一个整体功能性器官(图 2-20)。

1.内侧分支

内侧分支呈扇状走向。以齿状线平面为界,又分为内上支和内下支。

(1)Treitz 韧带:是联合纵肌的内上分支纤维,曾用过"肛门黏膜肌上行纤维"和"黏膜下肌"等名称,但定名不够准确,易与黏膜肌层混淆。Treitz 曾具体描述此韧带的定位和走向,比较准确,故命名为 Treitz 韧带。此韧带来自联合纵肌的分支纤维,呈扇状穿过内括约肌入黏膜下层,与黏膜层连接,以右前、右后、左侧比较致密,其作用是固定直肠末端各层组织。此韧带纤维之间含有丰富的窦状静脉。当便秘和排便时间过长,使直肠内压增高,粪便通过直肠末端狭窄部,引起黏膜下移,Treitz 韧带松弛撕裂使窦状静脉淤血扩张而形成内痔。

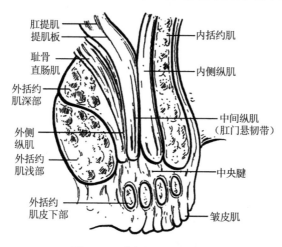

图 2-20　联合纵肌及肌间隔

（2）肛管悬韧带:又称肛管皮肤外肌、黏膜肛管悬韧带。Parks 曾提出此肌纤维分为上、下两部分,上部为黏膜下纤维,即 Treitz 韧带,下部为肛管上皮下纤维,即肛管悬韧带,故亦名为 Parks 韧带。长期以来对栉膜争论不休,实际上栉膜就是肛管黏膜相连接的皮肤和肛管悬韧带。肛管悬韧带是由联合纵肌分支纤维构成,位于肛管黏膜相连接的皮肤和内括约肌之间,上端与 Treitz 韧带连接,下端与括约肌间隔连接。呈白色肌性结缔组织,成人长约 1.5 cm,厚 0.1 cm。此纤维是由贯穿内括约肌分支纤维和括约肌间隔逆行向上呈扇状分布于肛管皮下的纤维共同组成。对连接、固定肛管上皮和内括约肌有重要作用。Ⅲ期内痔此韧带松弛而发展到齿状线以下成混合痔。

　2.下行分支

下行分支有括约肌间隔纤维和皱皮肌。

（1）括约肌间隔纤维:是联合纵肌末端向内括约肌下缘与外括约肌皮下部之间分出的致密分支纤维。对肛管上皮有固定作用。此间隔纤维松弛时,可使内痔发展到Ⅲ期。

(2)皱皮肌:联合纵肌下行呈扇状分支纤维,以多束纤维贯穿外括约肌皮下部,将皮下部分成3~5块。皱皮肌有协助括约肌闭合肛口的作用。外观上可见肛口皮肤两侧有数条放射状皱襞,婴幼儿较明显。皱襞消失则有Ⅲ期、Ⅳ期内痔或混合痔。

3.外侧分支

其纤维穿入耻骨直肠肌,外括约肌深部和浅部,将深部和浅部网状交织,难以分开,并以纤维筋膜包绕耻骨直肠肌和外括约肌。外侧分支纤维延伸到坐骨直肠间隙的脂肪组织内。联合纵肌及其分支纤维的作用,是参与和辅助外科肛管的功能。

(1)固定肛管:由于联合纵肌分布在内、外括约肌之间,把内外括约肌、耻骨直肠肌和肛提肌联合箍紧在一起,并将其向上外方牵拉,所以就成了肛管固定的重要肌束(图 2-21)。如联合纵肌松弛或断裂,就会引起肛管外翻和黏膜脱垂。所以,有学者将联合纵肌称为肛管的"骨架"。

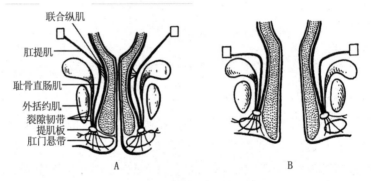

图 2-21　联合纵肌的作用

A.未排便时;B.排便时

(2)协调排便:联合纵肌把内、外括约肌和肛提肌连接在一起,形成排便的控制肌群。这里联合纵肌有着协调排便的重要作用。虽然它本身对排便自控作用较小,但内、外括约肌的排便反射动作都是依赖联合纵肌完成的。所以,联合纵肌在排便过程中起着统一动作、协调各部的作用,可以说是肛门肌群的枢纽。

(3)疏导作用:联合纵肌分隔各肌间后在肌间形成了间隙和隔膜,这就有利于肌群的收缩和舒张运动,但也给肛周感染提供了蔓延的途径。括约肌间隙是感染沿直肠和固有肛管蔓延的主要途径。

(五)肛管直肠环

肛管直肠环是由外括约肌浅层、深层及耻骨直肠肌和内括约肌的一部分组成的直径约 2.5 cm 的肌环,其中主要的肌肉是耻骨直肠肌和外括约肌深部。对肛门有括约作用,在直肠下端后方及两侧。指诊时,在直肠后方及两侧可触及此环,形如绳索,后部比前部发达,前方比后方稍低。如嘱患者吸气并收缩肛门时,则更为明显。以示指伸入肛门内反复检查,可以确定其位置,并可以发现此环呈U形,在肛门后方明显,两侧稍差,前侧则不明显(图 2-22)。肛管直肠环有括约肛门、维持肛门功能的作用。在肛门后方外括约肌借肌纤维附于尾骨,如在后正中将其切断,断端不能缩回,两端不能分离,因而不会造成肛门失禁。而在肛管直肠环的其他部位完全切断,则必将导致断端回缩,引起肛门失禁。

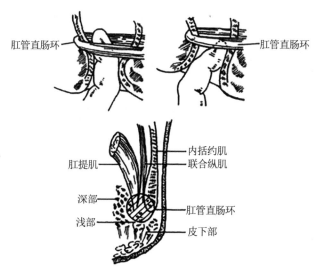

图 2-22　肛管直肠环

五、肛门直肠血管

(一)动脉部分

肛门直肠有以下几条主要动脉(图 2-23)。

1.直肠上动脉

直肠上动脉又称痔上动脉,在肠系膜下动脉的末端。在直肠上端后面分为左、右两支,沿着直肠两侧下行,穿过肌层抵达黏膜下层,在直肠柱内下行至齿线。在齿线上部分出许多小支,与痔中动脉、痔下动脉吻合。此动脉主要供给齿线以上直肠部分的血液。

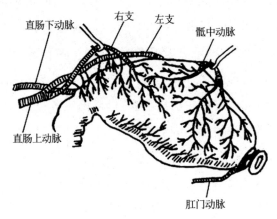

图 2-23　肛门直肠动脉分布

2.直肠下动脉

直肠下动脉又称痔中动脉,由腹下动脉(骶内动脉)分出,但也有与膀胱中动脉及阴道、前列腺或阴部外动脉合为一干者。此动脉在骨盆直肠间隙内,分布于直肠下部,在黏膜下层与痔上、痔下动脉吻合供给直肠下部的血液。

3.肛门动脉

肛门动脉又称痔下动脉,由阴部内动脉发出,经过坐骨直肠窝后,又分几个小支到达肛门内外括约肌和肛管末端,直到肛门外口,与痔上、痔中动脉吻合,供给肛管部分的血液。

4.骶中动脉

骶中动脉由腹主动脉发出,向下至直肠,与其他动脉吻合。

(二)静脉部分

1.痔内静脉丛(痔上静脉)

由数个血管汇集而成,穿过肌层形成痔上静脉,再向上经肠系膜下静脉流入门静脉系统。痔内静脉丛在齿线上部的直肠黏膜下层内,尤其是在以下 3 个区域内比较显著:一支在右侧前方,一支在右侧后方,一支在左侧(图 2-24)。它们是容易发生内痔(母痔)的部位。另外,还有 3～4 小支分布在左后和前、后方,是继发内痔(子痔)的部位。

2.痔外静脉丛(痔中、下静脉)

痔外静脉丛由肛管内静脉、直肠肌层外部静脉和皮下静脉联合形成痔外静脉丛。下部经过痔下静脉流入阴部内静脉;中部经痔中静脉流入腹下静脉,再流入髂总静脉。痔外静脉丛在齿线下部肌层外,分布于肛管、肛门边缘部分,是容易发生外痔的部位。

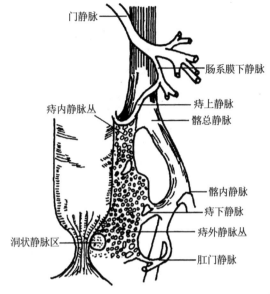

图 2-24　肛门直肠静脉分布

以上静脉内没有瓣膜(如同没有闸门),只借肌肉和肠的蠕动向上回流。因此,如上端压力增大,就容易发生静脉循环障碍,引起淤滞,使静脉内压增高而扩张。

六、肛门直肠淋巴组织

(一)上组淋巴组织

在齿线以上,包括直肠黏膜下层、肌层、浆膜下及肠壁外淋巴网。从肠壁外淋巴网,淋巴液循以下三个方向回收。

(1)向上至直肠后骶骨前淋巴结,再至乙状结肠系膜根部淋巴结,最后至主动脉周围淋巴结。

(2)向侧方至肛提肌上淋巴结,再至闭孔淋巴结,最后至髂内淋巴结。

(3)向下至坐骨直肠窝淋巴结,然后到髂内淋巴结。

(二)下组淋巴组织

下组淋巴组织包括外括约肌、肛管及肛门处皮下组织的淋巴网,经会阴流至腹股沟淋巴结(图 2-25)。

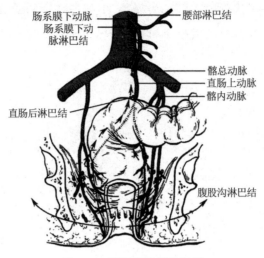

图 2-25　肛门直肠淋巴组织

七、肛门直肠神经

(一)交感神经

由肠系膜下丛及腹下丛组成,分布于直肠黏膜、直肠肌层及内括约肌间,在直肠附近形成痔上交感神经丛;兴奋时可抑制直肠运动,增加内括约肌张力。

(二)副交感神经

由第 2~4 骶神经组成,分布到直肠环行肌,有运动及抑制作用;兴奋时与交感神经作用相反。

(三)脊髓神经

由第 4 骶神经组成阴部内神经的痔下支,经过坐骨直肠窝,分布到肛门外括约肌、肛管及肛门外皮肤部分。齿线上部为无痛觉神经。齿线以下为脊髓神经,它感觉非常灵敏。肛门部感觉神经与膀胱颈部神经都来自第 4 骶神经,因此,肛门部病变常发生尿闭(有尿不能排出),或排尿困难;膀胱颈病变常有里急后重或均为神经反射所致。肛门部神经与会阴、臀部及股部神经也互有关联,因此,肛门疼痛常波及会阴、臀部及两侧股部。

第二节　肛周脓肿及肛瘘相关的生理

一、排便

(一)粪便的形成

结肠每天接受由回肠末端排入的 $500 \sim 4\,000$ mL 食糜,这些食糜几乎不含有可以被消化的糖、脂肪和蛋白质。食物残渣在大肠内,其中一部分水分被大肠黏膜吸收,同时经过细菌的发酵和腐败作用后,就变成了粪便。粪便中除食物残渣外,还包括脱落的肠上皮细胞和大量细菌。此外,机体代谢后的废物,包括由肝排出的胆色素衍生物,以及由血液通过大小肠壁排至肠腔中的某些重金属如钙、镁、汞等的盐类,也随粪便排至体外。

据估计:粪便中细菌的含量占固态大便总重量的 $20\% \sim 30\%$。平均每天约有 $1\,000$ mL 的气体以矢气的形式排出体外。现就肠道菌和气体及其临床的关系介绍如下。

1.肠道菌

大肠内的细菌主要来自空气和食物,并由口腔入胃,最后到达大肠。大肠内的酸碱度和温度等环境对一般细菌的繁殖极为适宜,所以细菌得以在这里大量繁殖。由于结肠内缺氧,因此细菌以厌氧性菌丛为主,其中无芽孢厌氧菌,杆状菌占 99% 以上,主要为脆弱类杆菌、成人双歧杆菌、产气真杆菌等。其余为大肠埃希菌、草绿色链球菌、唾液链球菌、乳酸杆菌,此外还有少量的费隆球菌、陈球菌、陈链球菌、梭芽孢杆菌、粪链球菌以及大肠埃希菌以外的肠杆菌,如克氏菌属变形杆菌等。正常情况下,肠道一些细菌可以利用食物残渣合成人体所必需的维生素,如硫胺素、核黄素及叶酸等 B 族维生素和维生素 K。如食物中缺乏维生素时,它们在大肠内合成吸收常可予以补偿,因此对人体的营养具有重要意义。若长期使用广谱抗生素,肠内细菌被大量抑制或杀灭,就可能引起体内 B 族维生素和维生素 K 的缺乏。

有些研究认为,大肠内某些细菌可能与大肠癌的发病有关。这些细菌产生的酶,如 β-葡萄糖苷酸酶、β-葡萄糖苷酶、硝基还原酶、7a-脱羟酶和胆固醇脱氢酶等,作用于大肠内某些内容物或成分,可生成致癌物质,诱发大肠癌的发生。如对地区的结肠癌患者调查结果发现,结肠癌发病率高者,粪中胆汁酸的浓度较高,核脱氢梭芽孢杆菌的数量亦增多。

2.气体

常人的消化道中,大约含 150 mL 的气体,其中 50 mL 在胃内,100 mL 在大肠内,小肠内几乎没有气体。大肠内的气体 60%~70%是经口吞入的空气的残余,其余则为细菌发酵的产物。据研究,平均每天约有 1 000 mL 的气体经肛门排出,如果某段大肠发生梗阻或蠕动停滞,则很快发生气体积存而引起气胀。

由于大肠细菌发酵产生的气体中含氢气及甲烷(浓度分别为 0.6%~47%及 0~26%),它们为易爆气体,二者在空气中可引爆的浓度分别为 4%~75%及 5.3%~14%。经结肠镜行电灼等操作时引起致命的爆炸事故已有许多报道,临床医师务必予以注意。有学者发现,术前经过肠道准备(24 小时不产气的清流食、泻药导泻或灌肠)的患者,其结肠镜行息肉电切时虽均未用 CO_2 吹张,但无 1 例发生爆炸。当然如在电切前先吸净肠段腔内的气体,或者再注入一些 CO_2,则更可万无一失。

3.排便反射

排便是一种反射动作(图 2-26)。粪便进入直肠时,对直肠的充胀间接地刺激了耻骨直肠肌内牵张感受器,其传入冲动沿骶神经或盆神经和腹下神经的传入纤维传至"排便中枢",此中枢位于骶脊髓,由中枢发出的冲动沿盆神经的副交感纤维传出,引起结肠、乙状结肠和直肠收缩,肛门内括约肌松弛。同时,由骶髓中枢经骶神经和阴部神经的传出冲动,使耻骨直肠肌和肛门外括约肌松弛,肛直肠角伸直,肛门直肠呈漏斗状,粪便被排出体外。这是排便的脊髓反射过程。正常情况下,这一反射是在大脑皮质的控制下进行的。直肠的充胀刺激引起的传入冲动,同时还上传到大脑皮质的高级中枢,并引起便意。在大脑皮质高级中枢的参与下,其下传冲动一方面可以加强骶髓排便中枢的活动,另一方面还可以使一些骨骼肌如腹肌、膈肌等的收缩加强,腹内压增加,促进排便。但如果此时的环境情况不许可,大脑皮质下传的冲动可以抑制骶髓排便中枢的活动,使括约肌的收缩增强,结肠稍为松弛,排便暂时受到控制。病理情况下,如中枢神经系统损伤,骶髓排便中枢与大肠的神经联系被离断以后,排便动作虽然仍可发生,但变为无力而不完全,而且不受意识的控制。

正常人的直肠感受粪便的充胀刺激,有一定的阈值。一般当直肠内压达到 3.3~6.7 kPa 时,即达到阈值,可引起便意。但如对此感受经常予以抑制,就会使直肠渐渐失去对压力刺激的正常敏感性,加以粪便在大肠内停留时间过久,水分被吸收过多而变得干硬,易造成排便困难。此即便秘的常见原因之一。

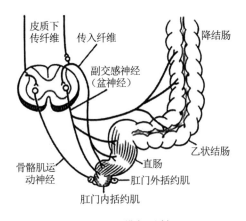

图 2-26 排便反射

(二)肛门自制

正常人处于静息状态下肛门直肠部为一高压区,阻止粪便泄漏,即对排便具有一定的自制力。只有较大量的内容物进入直肠时,才引起排便反射。如果进入直肠的内容物较少,则由于自制力的作用,可对其进行调节,并不都引起排便动作。例如给患者行直肠指检时,虽然肛管直肠部的感觉神经末梢受到一定的刺激,直肠壶腹部的压力稍有升高,但通过调节作用,直肠壶腹部迅速发生容纳性舒张,压力下降到原来水平。如果进入直肠的内容物稍多一点,则不但引起直肠壶腹部的容纳性舒张,还引起肛门外括约肌等的收缩,实现自制作用。

肛门自制力是随意性控制排便的能力。传统的观点认为,自制力的维持主要依赖于肛门括约肌的收缩;但据近代研究资料表明,括约肌活动的直接效果并不是唯一的而且不是最重要的因素。

(1)外括约肌一般仅可维持收缩 1 分钟左右,静息时其作用较小,只是当粪块进入肛管时才起作用。

(2)切除部分或全部内括约肌,肛管压力降低,但仍能对抗腹内压,维持自制。

(3)用捏鼻屏气动作或咳嗽使腹内压突然增加,所产生的直肠内压可超过肛门口的阻力,但并不造成粪便外漏。

(4)扩张直肠导致肛管收缩压降低,盆底肌肌电图活动减少,但直肠内粪便并不必然外漏。总之,目前关于排便和肛门自制机制的了解尚少,文献报道有时是互相矛盾的,而外科医师在进行直肠切除和肛门直肠重建时,需要对此项知识有更多的了解。

二、内分泌功能

回盲部以下的大肠黏膜没有绒毛,但有许多分泌腺(隐窝),在隐窝间的黏膜为柱状上皮细胞。结肠的隐窝和上皮细胞中有密集的含黏液的杯状细胞,因此,结肠的分泌物富含黏液,水样液的分泌很少。不过,在病理情况下,结肠黏膜受到强刺激(如某些细菌、毒素),可分泌大量液体,其量每天可达 500 mL 以上。正常情况下,结肠分泌浓稠的黏液,可保护肠壁免受机械损伤,也保护肠壁免受细菌的侵蚀。

结肠还分泌 HCO_3^-,以 HCO_3^- 和 Cl^- 交换扩散的方式进行分泌。所以其分泌物呈碱性。由于 HCO_3^- 可以中和食物的残渣在发酵时的酸性产物,故粪便表面常为中性,而其中心的 pH 可达 4.8。结肠分泌物中含有溶菌酶,但不含肠激酶转化酶、脂肪酶和蛋白酶等。此外,结肠分泌物中还含有 0.4% 的黏蛋白。

刺激引起结肠分泌增加可能是通过局部反射完成的,似与外来神经无关。但副交感神经兴奋或拟副交感药均可引起结肠分泌增加,并伴有结肠运动和血流量增加。刺激交感神经引起相反的变化,降低正在进行的分泌,运动也减弱,血管也收缩。一般来说,分泌、运动和血流量三者是互相平行的。

结肠分泌增加可能与胃肠激素有关。近年来用放射免疫测定法得出,大肠黏膜中含有较高浓度的血管活性肠肽和肠高血糖素免疫活性物质。血管活性肠肽对结肠转运电解质和水有很强的作用。在血管活性肠肽刺激下,结肠黏膜中腺苷酸环化酶活性增加,环磷酸腺苷水平也升高,从而加强电解质和水的转运,关于肠高血糖素对结肠分泌作用尚不清楚。局部激素是指前列腺素,其可能是引起结肠分泌的许多刺激的中介。患溃疡性结肠炎的患者,其直肠黏膜中的前列腺素含量增高,抑制前列腺合成的药物能有效地治疗溃疡性结肠炎,揭示患者结肠中水和电解质的转运变化,可能由黏膜中前列腺素增加所引起。

近年来,许多学者利用放射免疫测定技术、免疫组织化学及电镜免疫组织化学等方法,证实直肠乙状结肠段存在着具有内分泌功能的牛胰多肽细胞、升血糖素样细胞、生长抑素细胞,在肛管的直肠肛管移行上皮和肛腺上皮内存在嗜银细胞等。这些细胞分泌的激素主要作用于肛门直肠本身。比如血管活性肠肽对肠肌起松弛作用和刺激肠液分泌;P 物质能引起肠肌收缩等。

第三章

肛周脓肿及肛瘘的病因与病理

第一节 病　　因

一、中医对肛周脓肿及肛瘘的病因的认识

中医对肛周脓肿和肛瘘病因的认识,散见于历代文献中,可归纳为以下几个方面。

(一)醇酒厚味,蕴毒流注肛门

《素问·至真要大论》云:"膏粱之变,足生大丁。"《外科大成》对此进行阐述说:"《经》云:膏粱之变,足生大疔,又曰荣气不从,逆于肉理,乃生痈肿。荣气,胃气也,盖饮食入胃,先输于脾而朝于肺腑、百脉,次及于皮毛,先行阳道,下归脏腑,而气口成寸矣。夫膏粱之变者,则荣气太过,不能走空窍而行皮毛,反行阴道,逆于腠理而生痈肿,此肌肉实滞而然也。饮食之亏者,则荣气不及,不能走空窍而充皮毛,短而不盈,凝于腠理,而生痈肿,此肌肉虚涩而然也。"《外科正宗》云:"夫脏毒者,醇酒厚味,勤劳辛苦,蕴毒流注肛门结成肿块。"

(二)阴虚火旺,湿热结聚肛门

《外科选要》云:"痈生其间,人起立则若悬然,故名悬痈,属足三阴亏损之症。"《疡科心得集·辨囊痈悬痈论》云:"患此者,俱是极虚之人,由三阴亏损湿热积聚而发。"

(三)虚劳久嗽,痰火结肿肛门

《徐评外科正宗·脏毒论》云:"又有虚劳久嗽,痰火结肿,肛门如粟者,破必成漏。"

(四)劳伤气血、湿热瘀毒下注

如《外证医案汇编》云:"负重奔走,劳碌不停,妇人生产努力,以上皆能气陷阻滞,湿热瘀毒下注。"又云:"肛漏者,皆属肝脾肾三阴气血不足……始因醇酒辛辣,醉饱入房,疾奔久坐,筋脉横解,脏腑受伤。"

(五)外邪入里化热,壅滞气血,腐肉成脓

如《千金翼方》云:"寒气客于经脉之中则血泣,血泣则不通,不通则卫气归之,不得复反,故痈肿也,寒气化为热,热胜则肉腐,肉腐则为脓。"又如《诊余集》云:"风热不散,谷气流溢,传于下部,故令肛门肿满,结如梅李核,甚者及变而为瘘也。"

(六)痔久不愈成瘘

历代中医一直存在这种认识,如《千金翼方》指出瘘是痈疽的后遗疾病,谓:"痈之后脓汁不止,得冷即使鼠瘘"。《诸病源候论》云:"痔久不瘥,变为瘘也。"《杂病源流犀烛》云:"其所患痔疮,绵延不愈,湿热瘀久,乃败坏肌肉,销损骨髓,甚者穿肠透穴而成漏管"。《奇效良方》载:"至有失治而成漏者,成漏而穿臀者,及有穿肠成孔、粪从孔中出者。"

二、西医对肛周脓肿及肛瘘病因的认识

目前认为,肛门直肠周围感染大多来自肛门腺感染,一小部分来自外伤、肛裂、手术或治疗后感染、特异性感染、炎症性肠病、免疫功能障碍等。国外有学者报道,每十万人口有 8.6 人患肛瘘(非特异性肛瘘占 90.4%,结核性肛瘘占 0.2%,医源性肛瘘占 3.3%,肛裂发展成的肛瘘占 3.3%,溃疡性结肠炎并发的肛瘘占 1.5%,克罗恩病并发的肛瘘占 1.3%)。肛瘘的发病平均年龄为 38.3 岁,男女比例为 1.8∶1.0,年龄小于 15 岁的患者多为男性。需要指出的是,在"肛门腺感染学说"提出前,下列因素曾被认为是肛瘘的主要病因,包括:①肛门直肠的损伤,如灌肠和各种外伤、消化道内异物损伤、排硬便擦伤等;②手术或治疗后感染,可见于痔手术,产后会阴缝合感染,直肠、前列腺、尿道手术后感染等波及肛门直肠,内痔注射后感染;③肛门直肠的结核感染等,目前认为结核感染可能是肺结核的并发症之一;④其他特异性感染,如铜绿假单胞菌、放线菌、产气荚膜杆菌等所致的感染;⑤溃疡性结肠炎、克罗恩病并发的肛周脓肿和肛瘘。此类脓肿和肛瘘不同于一般的肛瘘和肛周脓肿,有其特殊的发病机理。目前偶见有肛管癌或直肠癌患者并发的肛周脓肿和肛瘘,这与肿瘤侵犯导致屏障作用被破坏和患者

自身抵抗力下降有关。再生障碍性贫血、糖尿病、白血病、艾滋病、恶性肿瘤放化疗后，因患者抵抗力降低也容易发生肛门直肠周围的感染。另外，骶前囊肿或畸胎瘤等因穿刺、手术等原因也可导致感染并发肛瘘。这些原因导致的肛瘘较少见，也不同于普通的肛瘘。目前，有关肛周脓肿和肛瘘的病因学说有多种，其中最重要的是"肛门腺感染学说"。

（一）肛门腺感染学说

"肛门腺感染学说"最早为法国的解剖学家 Hermann 和 Desffosses 所提出，Klosterhalfen 及同事对 62 例尸解标本进行了常规染色和免疫组织化学染色，证实肛门肌肉内的腺体与肛瘘有解剖上的联系。Parks 通过仔细的组织学检查证实一半的肛窦内没有腺体进入，腺体导管的开口常无规律，最常见的走向是在黏膜下潜行。特别有趣的是他观察到 2/3 的标本有一个或更多的分支进入肛门括约肌，一半的分支完全穿过内括约肌终止在纵向肌层。然而，在他的研究中并没有发现有肛门腺的分支穿过外括约肌。他报告在病理学上能清楚证实引起感染的肛门腺引起了囊状扩张者，在 30 例中仅有 8 例，他认为其余病例的肛门腺在形成脓肿时可能被破坏掉了。

"肛门腺感染学说"认为，当肠道中的细菌由肛窦侵入后，引发肛门腺感染形成肛门腺脓肿，内、外括约肌间间隙由疏松的结缔组织构成，因而内、外括约肌间的原发性的肛门腺脓肿容易扩大，形成肌间脓肿。当括约肌间的肌间脓肿的脓液蓄积增多，脓腔压力增大，脓液就会向上、下方薄弱处蔓延、发展而形成不同类型的脓肿，最终经切开排脓或自行破溃，脓腔缩小，形成肛瘘。有学者通过对患者的超声波检查发现，在肛周脓肿和肛瘘的形成过程中，肛门腺被感染后首先形成肌间脓肿，其后通过薄弱处向各个方向发展。有的病例沿内、外括约肌间上行形成高位肌间脓肿、高位肌间瘘，有的病例下降成为低位肌间脓肿、低位肌间瘘。也有突破外括约肌深部向肛门后间隙发展的，形成以肛门后间隙为中心的马蹄形的坐骨直肠窝脓肿和坐骨直肠窝瘘。

发生感染的肛隐窝的肛门腺的开口被称作原发口，内、外括约肌间脓肿称为原发脓肿或者原发病灶。目前认为肛腺导管的堵塞或感染是由肛门腺感染后形成内、外括约肌间脓肿的重要条件。因肛门腺导管堵塞，导致肛门腺原发脓肿的脓液不能经肛隐窝排出，于是向多个方向扩散。当脓肿自行溃破或经切开排脓后，脓腔内的压力降低，脓腔逐渐缩小，脓腔周围形成管壁，逐渐形成肛瘘。

（二）中央间隙感染学说

中央间隙的概念及中央间隙感染学说由埃及学者 Shafik 提出。Shafik 认为直肠纵肌穿过盆膈时融合耻骨直肠肌、肛提肌与其筋膜和外括约肌深部的纤维，于内、外括约肌间向下走行，内侧纵肌纤维穿过内括约肌附于肛管皮肤和黏膜上，中间纵肌上半部位于内侧纵肌与外括约肌深部之间，下半部在内、外括约肌之间止于中央腱，外侧纵肌是耻骨直肠肌与外括约肌深部向下延伸部分，位于外括约肌深部与中央纵肌之间，在内括约肌下缘平面止于中央腱。中央腱位于中央间隙，由胶原纤维、弹性纤维及少量肌纤维与脂肪组织交织而成，分出许多小的纤维隔在外括约肌皮下部之间的环行间隙内穿行，向内止于肛管下部皮肤，向外进入坐骨直肠间隙，向下止于肛周皮肤，在联合纵肌各层之间又有六个肌间隙分界，即肛门内侧隔、肛门外侧隔、括约肌内侧隔、括约肌外侧隔、纵肌内侧隔和纵肌外侧隔。除肛门外侧隔分支分别进入外括约肌与坐骨直肠间隙和括约肌内侧隔位于内括约肌与内侧纵肌之间外，其余均止于中央腱。联合纵肌下端与外括约肌皮下部之间环绕肛管下部一周的间隙称为中央间隙。中央腱位于其中，并借其纤维隔直接或间接地与其他间隙通连，向外通达坐骨直肠间隙，向内通达黏膜下间隙，向上通达括约肌间间隙，并与骨盆直肠间隙和直肠后间隙交通，向下通入肛周皮下间隙。中央间隙感染学说认为肛周脓肿的发生主要是由于肛管上皮损伤发生感染，细菌侵入中央间隙形成中央间隙脓肿，其他部位的脓肿也可进入中央间隙形成中央间隙脓肿。中央间隙脓形成后再向肛周其他间隙蔓延形成各种类型的脓肿。

(三)解剖与胚胎学因素

肛周脓肿好发于婴幼儿和青年男性，因此分别介绍婴幼儿和成年。首先，婴幼儿因先天尾骨发育不全，肛门的形状不同于成年后的类圆形，以前后为长径的解剖特征使肛管两侧相对于前后区域更易受到挤压与创伤。另外，肛门直肠发育不全或畸形也可能引起肛周脓肿的发生，如胚胎发育到第7～8周时，泄殖腔膜可能形成异常发育的肛隐窝，形成不规则而增厚的齿状线，易于感染形成肛周脓肿。而成年人的肛管与直肠会形成一个直角，且直肠腔内有3个半月形的皱襞，被称作直肠瓣。目前认为其主要的作用是防止粪便逆行。另外，肛窦即肛门瓣与直肠柱之间形成的开口向上的袋装间隙，其底部有肛腺开口，极易积存粪便。直肠腔内在这样的条件下，如果大便稀溏如水或大便干结，均可能导致粪便在直肠储存时诱发肛腺感染。此外，肛管内外的压力不同可能也会影响肛周脓肿的发生。有研究发现，肛管是个高压区，肛管的静息压力 $3.3\sim16$ kPa 明显高于直肠的静息压 0.7 kPa，其中以肛管齿状线附近的压力最高。而感染源又容易从内口侵入到比其压力低的肛周软组织的腔隙，从而容易形成肛周脓肿。

(四)性激素水平影响

现代医学认为肛腺的发育和功能主要是由性激素水平来进行调节的,如果性激素分泌地过盛会导致肛腺发达,那么腺液就会分泌变多,肛周脓肿好发于婴幼儿和青年 20～40 岁的男性,男性与女性发生比约为 4 : 1。此外,婴幼儿有一段时期性激素的水平会较高,婴儿在围生期受血中循环性激素过度分泌的影响,会形成异常发育的肛腺。有学者发现婴儿期雄激素增高包括母体携带的雄性激素,可导致肛腺增生和腺液分泌旺盛。有其他研究发现,肛瘘患者的睾酮水平高于非肛瘘患者,进而提出肛瘘的发病机制有可能与睾酮的升高有关。而人体在婴幼儿时期受母体携带的雄激素会有一段时间的升高,并随着生长发育出现生理性的下降,但到了青年时,尤其是男性,雄激素的水平会再次上升,肛腺受性激素水平的影响,因此肛周脓肿高发于青年男性和婴幼儿时期,也似乎印证了本学说。

第二节　病　　理

肛瘘与肛周脓肿分别属于肛周间隙化脓性感染的两个病理阶段,急性期为肛周脓肿,慢性期即为肛瘘。肛周脓肿成脓后,经肛周皮肤或肛管直肠黏膜溃破或切开出脓。脓液经充分引流后,脓腔随之逐渐缩小,脓腔壁结缔组织增生,使脓腔缩窄,形成或直或弯的管道,即成肛瘘。少部分肛瘘没有明显的急性脓肿表现,呈一种慢性发展的状态。总体上可以说,肛瘘是肛周脓肿发展的一种结局,其病因基本与肛周脓肿一致。肛周脓肿形成肛瘘的原因主要有以下几个方面。

(1)内口和原发感染病灶继续存在,脓肿虽然破溃或切开引流,但原发的感染病灶肛隐窝炎、肛腺感染仍然存在,肠内容物也可从内口继续进入。

(2)因肠腔中粪便、肠液和气体继续进入瘘管,形成长期慢性炎症及反复感染,使管壁结缔组织增生变厚,形成纤维化管壁,管壁难以闭合,且管道常弯曲狭窄,致引流不畅。

(3)瘘管在不同高度穿过肛门括约肌,局部炎症刺激等因素可造成肛门括约肌痉挛,妨碍管腔中脓液的引流,从而对瘘管的愈合产生不利影响。

(4)外口窄小,时闭时溃,脓腔引流不畅,脓液蓄积可导致脓肿再发,并穿破皮肤形成新的支管。典型的肛瘘包括三个部分,即内口、瘘管和外口。

内口:内口即肛管直肠内感染灶,有原发内口和继发内口之分。原发内口约95%位于齿线附近感染的肛隐窝内,其中80%左右位于肛管后部正中线及两侧,亦可在直肠下段或肛管的任何部位;继发内口绝大多数是医源性的,其中最常见的原因是探针检查以及手术不当造成,亦有少数因感染扩散,脓肿向直肠肛管内破溃所致。继发性内口位于齿线,也可位于齿线以上的直肠黏膜任何部位。一般一条瘘管只有一个内口,极少数患者一条肛瘘可有两个以上的内口。

瘘管:瘘管是肛瘘连接内口和外口之间的管道,可分为主管、支管。主管是连接原发内口和外口的管道。主管走行有的较直,有的较弯曲。大多与个人体质、外力挤压、牵拉等有关。在肛管前方肛门腺感染化脓所形成的瘘管,通常与内口在同一方位上,瘘管短、浅且直。支管是主管与继发外口相连的管道。多因主管引流不畅,或外口闭合,再次感染,并向周围扩散所致。未在其他部位穿透皮肤或黏膜,则形成盲管。如果新的脓肿形成后,炎症得到控制,脓液吸收或经原发内口流出,多次复发,可形成多条支管。瘘管由异物反应所形成,一般肛瘘内壁由非特异性炎性肉芽组织构成,壁外层有大量纤维组织。因瘘管直接与直肠肛管相通,粪便可经常进入瘘管内,以致瘘管组织往往有多核异物巨细胞反应和较多的单核细胞出现,有的可见较多嗜酸性粒细胞。结核性肛瘘的管壁内可见到由类上皮细胞、淋巴细胞和朗汉斯巨细胞构成的结核性肉芽肿,有的还可出现干酪样坏死。异物性多核巨细胞的内外往往可见异物存在,不单独形成结节,不出现干酪样坏死。

外口是瘘管通向肛周的开口,是肛管直肠周围脓肿破溃或切开排脓的创口,位于肛门周围皮肤上。外口有的距肛门较近,有的较远。有的肛瘘没有外口,称为外盲瘘。大部分肛瘘都有外口,有的甚至多个。外口的形状、大小各异,有的可有肉芽结缔组织增生形成突起的小丘,有的呈凹陷状,有的刚好与皮肤相平。大多数肛瘘在挤压时可从外口溢出脓血性分泌物。

外口亦有原发外口和继发外口之分,原发外口是肛周脓肿首次破溃或切开的排脓口,是主要瘘管的末端。若继发感染,引起继发脓肿,破溃或切开的排脓口称继发外口,往往是支管的末端。

在临床上,可根据外口的形状、大小,距肛缘的远近,数目的多少来预测肛瘘的大致位置。如外口收缩很小,距肛缘不超过 3 cm,一般瘘管的部位较浅;如外口内有较多肉芽组织,则瘘管可能位置较深;如外口较大,边缘潜行,肉芽浮肿,多考虑为结核性肛瘘;如外口的分泌物为黏液时,需警惕癌变可能。

第四章

肛周脓肿及肛瘘的诊断与鉴别诊断

第一节 疾 病 分 类

一、肛周脓肿分类

(一)按感染病菌分类

1.非特异性感染

由大肠埃希菌、厌氧菌等混合感染引起。

2.特异性感染

临床较为少见,以结核性脓肿为主。

(二)按脓肿位置分类

1.肛提肌下脓肿(低位脓肿)

肛提肌下脓肿包括坐骨直肠间隙(窝)脓肿、肛门周围皮下脓肿、黏膜下脓肿等(图 4-1)。

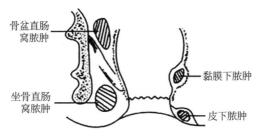

图 4-1 不同位置肛周脓肿额状面

(1)坐骨直肠间隙(窝)脓肿是最常见的一类肛周脓肿,分深、浅两类,主要由肛腺感染向外扩散而成。初期肛周有持续性疼痛和酸胀感,不甚剧烈。随着病情发展,局部肿痛逐渐加重,并可伴发热。检查时肛旁有明显的红肿,局部皮温升高,压痛明显,有波动感,病变范围可在一侧或双侧。

(2)肛门周围皮下脓肿:肛腺感染扩散到肛周皮下引起,是较常见的一种脓肿,局部红肿疼痛明显,易治愈。肛门前、后浅间隙脓肿也属于皮下脓肿。

(3)黏膜下脓肿位于直肠黏膜下间隙内,因位置表浅,临床上多归属于低位脓肿。主要因肛腺感染引起,小部分由内痔注射不当感染所致。易在肛窦处破溃,部分可扩散至肛周皮下,形成皮下脓肿。发病时肛门有坠胀、疼痛感,重者可有大便排出困难,肛周局部无明显病理改变,且全身症状不显。肛内指诊可触及直肠壁隆起,有触痛和波动感。

2.肛提肌上脓肿(高位脓肿)

肛提肌上脓肿包括骨盆直肠间隙脓肿、直肠后间隙脓肿和高位马蹄形脓肿等(图4-2)。

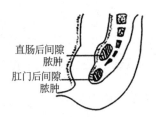

直肠后间隙
脓肿
肛门后间隙
脓肿

图 4-2 不同位置肛周脓肿矢状面

(1)骨盆直肠间隙(窝)脓肿临床上少见,多因坐骨直肠间隙脓肿向上蔓延穿透肛提肌所致,少部分由肛腺感染直接引起。因病灶位置高,起病初期症状不明显,多有不同程度的肛门周围和骶尾部沉重酸胀和便意感。病情进一步发展,会出现高热、寒战,周身不适等全身症状,严重者出现脓毒血症甚至感染性休克。检查时指诊在肛提肌以上可触到肿块、压痛、波动,肛门镜下偶可见到直肠黏膜肿胀,颜色暗红或鲜红。

(2)直肠后间隙脓肿多因肛门后深间隙脓肿向上扩散穿过肛提肌而形成,也有部分由肛腺感染扩散直接形成。临床症状与骨盆直肠窝脓肿相似,常有肛内重坠感,伴骶尾部钝痛,并向臀部放射。发热、周身不适等全身症状明显。指诊时尾骨与肛门之间有深部的压痛,肛内指诊可触及直肠后壁肿块,有压痛和波动感。

(3)高位肌间脓肿临床上极少见,位于齿线以上末端直肠的直肠环肌和纵肌之间,常由直肠炎症或直肠损伤并发感染形成。主要临床症状为肛内坠胀疼痛,排便时加重,重者伴有二便不畅,肛周肛管一般无明显不适。指诊在齿线以上可触到肿块、有压痛和波动感,局部温度升高,肛门镜下见直肠壁圆形隆起。因位置高,以上三类脓肿在肛周局部的体征一般并不明显。

(三)按脓肿的最后结局分类

将肛管直肠周围脓肿分成瘘管性脓肿及非瘘管性脓肿两大类。

1.非瘘管性脓肿

凡与肛窦、肛腺无关,最终不残留肛瘘者,均属非瘘管性脓肿。

2.瘘管性脓肿

瘘管性脓肿即为经肛窦、肛腺感染而致,最后遗留肛瘘者。

二、肛瘘的分类

(一)Parks 肛瘘分类法

肛瘘的分类方法较多,Parks 肛瘘分类法按照瘘管走行与肛门括约肌的关系进行分类,经过多年临床实践证明,该分类方法对肛瘘的临床诊治具有较好的指导意义。以此为依据,绝大多数肛瘘可以归入下列 4 型(图 4-3)。

1.括约肌间瘘

括约肌间瘘,最常见,约占 70%。最常见,约占 70%主瘘管由内口穿过内括约肌,再经过内外括约肌间平面到肛周皮肤,部分支管可沿括约肌间平面延伸。外口常只有一个,距肛缘较近,3～5 cm。

2.经括约肌瘘

经括约肌瘘,约占 25%,为坐骨直肠窝脓肿的后果。主瘘管由内口穿过内括约肌和外括约肌,经坐骨直肠窝到达皮肤,瘘管高低决定其累及括约肌的程度。

3.括约肌上瘘

括约肌上瘘,少见,约占 5%。主瘘管经内口穿过内括约肌,再经括约肌间平面向上越过耻骨直肠肌,然后向下经坐骨直肠窝到皮肤。由于瘘管常累及肛管直肠环,故治疗较困难,常需分期手术。

4.括约肌外瘘

括约肌外瘘,最少见,约占 1%,为骨盆直肠间隙脓肿合并坐骨直肠窝脓肿的后果。内口位于肛提肌平面的上方,瘘管穿过肠壁及外括约肌深部,然后经坐骨直肠窝到达皮肤。瘘管穿过肛提肌直接与直肠相通。这种肛瘘常由于克罗恩病、肠癌或外伤所致,治疗要注意其原发病灶。

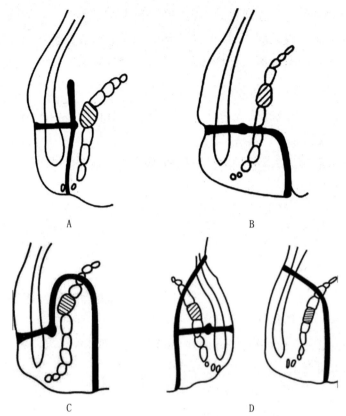

图 4-3　Parks 的肛瘘分类法

A.括约肌间瘘;B.经括约肌瘘;C.括约肌上瘘;D.括约肌外瘘

(二)隔越幸男肛瘘分类法

日本学者隔越幸男以肛瘘与各括约肌间的关系为依据提出的肛瘘分类法(图 4-4),该方法在日本受到广泛推崇和运用,基本上是日本的国家统一的肛瘘分类法。

隔越氏分类法将肛瘘分为四大类,再分为 11 个小类,用记号显示,简单易记。以内外括约肌、肛提肌为基准,把黏膜或肛门上皮与内括约肌间的腔隙作为Ⅰ,内外括约肌间的腔隙作为Ⅱ,肛提肌下的腔隙作为Ⅲ,肛提肌上方的腔隙作为Ⅳ;把在齿线下方行走的称为低位 L,在齿线上方者称为高位 H;行走于一侧者用 U 表示,行走于两侧者用 B 表示。再把走向单纯的瘘管称为单纯性 S,把走向复杂的称为复杂性 C,见表 4-1。

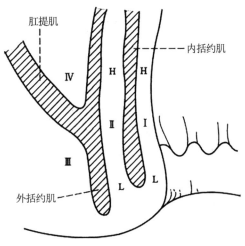

图 4-4　肛瘘的隅越氏分类法

表 4-1　肛瘘的隅越氏分类

分类		记号
Ⅰ:皮下或者黏膜下瘘		
L 皮下瘘		ⅠL
H 黏膜下瘘		ⅠH
Ⅱ:内外括约肌间瘘		
L 低位肌间	S 单纯的	ⅡLs
	C 复杂的	ⅡLc
H 高位肌间	S 单纯的	ⅡHs
	C 复杂的	ⅡHc
Ⅲ:肛提肌下方瘘		
U 单侧的	S 单纯的	ⅢUs
	C 复杂的	ⅢUc
B 双侧的	S 单纯的	ⅢBs
	C 复杂的	ⅢBc
Ⅳ:肛提肌上方瘘		Ⅳ

　　日本另一学者高野正博根据脓肿与括约肌的关系,参照肛瘘的隅越氏分类法,将肛周脓肿分为皮下脓肿、黏膜下脓肿、低位肌间脓肿、高位肌间脓肿、坐骨直肠窝脓肿、骨盆直肠窝脓肿 6 类,分别用ⅠLA、ⅡHA、ⅡLA、ⅡHA、ⅢA、ⅣA表示,其中 A 是脓肿(abscess)的简称(图 4-5)。

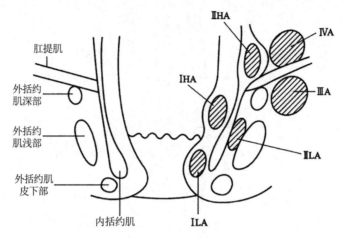

图 4-5　高野正博的肛周脓肿的分类

(三)其他分类方法

1.按肛瘘的形态分类

(1)直瘘,管道较直,内外口相对,临床较为见,占 1/3 以上。

(2)弯曲瘘,管道行径弯曲,内、外口多不在同一方位上。

(3)后马蹄形肛瘘,瘘管行径弯曲,呈铁蹄形,在肛门后位,内口在后方正中处。

(4)前马蹄形肛瘘,瘘管行径弯曲,呈铁蹄形,在肛门前方,较为少见。

(5)环形瘘,瘘管环绕肛管或直肠,手术较困难而复杂。

2.依据肛瘘的治疗难度分类

(1)复杂性肛瘘包括括约肌外瘘、括约肌上瘘、涉及>30%肛门外括约肌范围的经括约肌瘘、马蹄型瘘、女性患者的前侧经会阴复合体的肛瘘以及合并炎性肠病、放射性肠炎、恶性肿瘤、肛门节制功能不全、慢性腹泻等的肛瘘。

(2)单纯性肛瘘包括低位经括约肌肛瘘和涉及<30%外括约肌范围的经括约肌肛瘘等,不包括上述危险因素。相对单纯性肛瘘,复杂性肛瘘治疗困难,容易造成副损伤,遗留肛门节制功能障碍,且复发率高。

3.按内外口特点分类

(1)单口内瘘又称为内盲瘘,只有内口与瘘管相通,无外口。

(2)内外瘘是最为多见的肛瘘类型。瘘管既有内口,又有外口。外口在体表,内口一般在肛窦,内外口之间通过瘘管相连通。

(3)单口外瘘又称为外盲瘘。只有外口与瘘管相连,没有内口。此型肛瘘临床上很少见。

（4）全外瘘,瘘管有两个以上外口,相互之间有管道连通,无内口。此种肛瘘临床上也很少见。

4.按瘘管与括约肌的关系分类

（1）皮下瘘,在肛门外皮下,较浅,位置较低。

（2）黏膜下瘘,在直肠黏膜下,不居体表。

（3）外括约肌浅部与皮下部间瘘。

（4）外括约肌深部与浅部间瘘。

（5）肛提肌与外括约肌深部间瘘。

（6）肛提肌上瘘。

5.Eisenhammer 3 类 5 型法

Eisenhammer 根据肌间瘘管性脓肿理论,将肛瘘分为内群、外群和内外合并群,群或分数量不等的亚型。

（1）内群指感染源自肛管内侧的肛隐窝的肌间瘘管性脓肿及黏膜下瘘。有以下三种类型:①高位内、外括约肌间瘘;②低位内、外括约肌间瘘;③黏膜下瘘。

（2）外群指感染源自肛管外侧的非肛隐窝腺感染性瘘管性脓肿,如血行感染、外伤等引起的坐骨直肠窝脓肿等。可分为两型:①坐骨直肠窝瘘;②皮下瘘。

（3）内外合并群指感染源自内、外两侧的不规则形,有多种情况。

6.Goligher 分类法

Goligher 分类法是在 Milligan-Morgan 分类法基础上加以修改而制定的。分为以下几类。

（1）皮下肛瘘占 10％～15％,瘘管在肛周皮肤下部,内口在齿线处,较表浅,有时可呈盲端皮下外瘘(窦道)。

（2）低位肛瘘最常见,占 60％～70％,瘘管经过外括约肌皮下部或内括约肌下缘,内口常在齿线附近,有时可以是盲端外瘘(窦道)。

（3）高位肛瘘占 15％,瘘管位置较高,与肛管直肠环接近,但不超过此环。内口常在齿线附近。瘘管可穿过内、外括约肌,成斜行。有时无内口,呈盲端高位外瘘。

（4）肛管直肠瘘,临床上较为少见,约占 5％,有两种类型。一种是坐骨直肠窝型,瘘管在肛提肌之下,由于肛提肌是斜行,因此瘘管开始处在肛管直肠环之上,内口可以是单个或多个,常在肛管直肠环之下。另一种是骨盆直肠型,瘘管在肛提肌之上。内口可在肛管直肠环下或环上,也可是盲端外瘘,瘘管不与直肠相通。Goligher 认为肛管直肠环以上的内口常由于人工造成,如探针检查不恰当造成人工内口,或错误地切开骨盆直肠间隙脓肿或坐骨直肠窝脓肿后所致。

(5)高位肌间型肛瘘临床极少见,常为盲端窦道,自齿线向上伸展,瘘管在环肌与纵肌之间,有时可在黏膜下,皮肤无外口,有时表现为一种内瘘形式。

第二节　临床表现

一、肛周脓肿的临床表现

(一)局部症状

肛门部的肿痛为肛周脓肿最常见的症状,患者行走不便,端坐受限。自觉肛门内隐痛、坠痛或刺痛,持续性胀痛和肛周肿块,症状日渐加重,一般 1 周左右开始出现局部跳痛,坐卧不宁。切开排脓或自行破溃后肿痛迅速减轻。结核性肛周脓肿则肿痛较轻,发展缓慢。

(二)全身症状

有恶寒发热、全身倦怠、食欲缺乏、大便秘结等,溃后体温较快恢复正常。结核性肛周脓肿可伴低热、盗汗、形体消瘦等症状。

(三)不同部位的不同症状

1.肛门周围脓肿

肛门周围皮下脓肿最常见,约占全部直肠肛管周围脓肿的 80%,常位于肛门后方及侧方的皮下组织内,部位较局限。局部疼痛明显,甚至有持续性跳痛,而全身症状不明显。病变部位明显红肿,有压痛,可触及明显波动感。

2.坐骨肛管间隙脓肿

坐骨肛管间隙脓肿较为常见。位于坐骨直肠间隙内,由于此处间隙较大,形成的脓肿范围亦较大。疼痛较剧烈,常可有直肠刺激症状,并伴有明显的全身症状,如发热、头痛、乏力、寒战等。早期体征不明显,随着炎症的加重,脓肿增大时局部大片红肿,明显触痛,排便时剧烈疼痛,有时影响排尿。穿刺时抽出脓液,处理不及时可导致肛瘘。

3.骨盆直肠间隙脓肿

骨盆直肠间隙脓肿少见。位于肛提肌以上,位置较深,常常被误诊。全身症状较重,有高热、寒战、疲倦不适等中毒表现,自觉直肠内有明显沉重坠胀感。有时排便不畅,排尿困难,但局部表现不明显。直肠内指诊时感到直肠内灼热,直肠壁饱满隆起,有触痛和波动感。经肛周皮肤穿刺抽脓,或必要时行肛管腔内超声检查可确诊。

4.直肠后间隙脓肿

位于直肠后骶骨前,肛提肌以上的直肠后间隙内,与两侧骨盆直肠间隙以直肠侧韧带相分隔。可以全身症状为主,有寒战、发热、疲倦不适等中毒表现,直肠内有明显重坠感,骶尾部有酸痛。直肠内指诊时直肠后壁饱满,有触痛和波动感。直肠肛管周围任一间隙一旦形成脓肿,可以向其他间隙蔓延,形成复杂性脓肿,也可以向肠腔及皮肤蔓延、穿透,形成肛瘘。

二、肛瘘的临床表现

(一)局部症状

1.流脓

流脓为其常见的主要症状。脓液流出的多少、性质与瘘管形成的时间、瘘管的长短、粗细、内口孔径的大小等有关。新生成的肛瘘流脓较多,质稠,味臭,色黄。以后逐渐减少,时有时无。外口封闭后,流脓停止。若脓液突然增多,表示有急性感染病灶或肛瘘急性发作。若局部肿胀,体温上升,表明感染较重,病变有所发展。此时原先封闭的外口可再度破溃,或形成另一新的溃口。脓液经溃口溢出后,肿块逐渐缩小。如内口和瘘管粗大,有时可有粪便或气体从外口流出。黏膜下瘘,溃口多在肛窦处,脓液常由肛门流出。内盲瘘,也常有脓血性分泌物自肛内流出,或粪便带脓血或血迹的症状。普通的肛瘘脓液多较黄稠或呈灰白色;结核性肛瘘,脓液多清稀,或呈米泔样;克罗恩病肛瘘的分泌物通常也较清稀。如脓液中夹有黏液,有可能是肠液经内口通过瘘管向外流出,更可能是伴有黏液腺癌,临床需要加以注意。

2.疼痛

瘘管外口开放,脓液可经外口流出时,患者一般没有疼痛症状,仅感觉肛门潮湿不适。若外口闭合时,有时感觉病变局部作用微痛。严重时疼痛会逐渐加重,脓液在瘘管内积聚较多时,可出现肛旁局部胀痛或跳痛。排便时或肛门指检时会有明显触压痛。直肠黏膜下瘘可引起明显的肛门坠胀,或有疼痛。前侧的瘘管还会引起排尿困难甚至尿潴留。

3.潮湿、瘙痒

肛瘘患者因瘘口常流脓水,不断刺激肛门周围皮肤,而致肛门周围潮湿、瘙痒,查体常见外口溢脓,肛周被脓液或分泌物污染,甚则污染内裤,皮肤呈皮疹样变或皮炎样发红,界限明显,甚或有湿疹样改变,皮肤增厚色素变浅,有抓痕或皲裂。

4.排便不畅

大部分肛瘘患者平时的排便不受影响。但高位复杂性肛瘘或马蹄形肛瘘,因慢性炎症刺激,引起肛管直肠环纤维化,或瘘管围绕肛管,形成半环状纤维索,影响肛门括约肌舒缩,可出现排便不畅。当肛瘘出现感染化脓、急性发作时可导致肛旁肿痛,排便时也会有明显疼痛或排便困难。

(二)全身症状

普通的肛瘘一般无全身症状,但复杂性肛瘘和结核性肛瘘,因病期长,有的带病数十年,常出现身体消瘦、贫血、便秘和排便困难。若为急性炎症期,再次感染化脓,则出现脓肿的全身症状。而结核性肛瘘常伴有低热、盗汗、咳嗽等表现。克罗恩病肛瘘可伴有或轻或重的肠道症状。

肛瘘的活动期和静止期有不同的临床表现。肛瘘静止期时内口暂时闭合,管道引流通畅,局部炎症消散,可以无任何症状或只有轻微不适。但原发病灶未消除,在一定条件下可以再次发作。在肛瘘慢性活动期,因有感染物不断从内口进入,或管道引流不畅,而呈持续感染状态,有肛瘘典型的流脓、肛门潮湿、瘙痒等症状。肛瘘急性炎症期则因外口闭合,或引流不畅,而感染物不断从内口进入,脓液积聚所形成,症状体征似脓肿,有发热,局部红、肿、热、痛等症状,当脓肿重新溃破或经切开引流后,肿痛等症状可立即缓解。

第三节 辅 助 检 查

一、肛周脓肿的检查

(一)专科检查

1.视诊

观察局部脓液及皮肤状态。脓液稠厚色黄量多,多是金黄色葡萄球菌等所致的急性炎症;混有绿色脓液,应考虑铜绿假单胞菌感染;脓液色黄而臭,多属大肠埃希菌感染;脓液呈清稀米泔样,多属结核分枝杆菌感染;脓血相混,夹有胶冻样物,应考虑癌变。皮肤红、肿、热、痛是急性炎症的表现,皮肤不变色或色暗,无明显热痛,多是慢性炎症,如结核。

2.指诊

指诊对检查脓肿的形态、性质,深浅、范围,走行,有无并发瘘管以及所累及肌肉等都有重要意义。

(二)影像学检查

1.超声检查

超声检查,尤其是直肠腔内超声检查能够准确诊断肛周脓肿并判断其位置和范围。超声显像脓肿多表现为肛管直肠周围软组织内低回声或液性暗区,为圆形或椭圆形,亦有不规则形,边界模糊不清,后壁回声稍强。其中超声检查显示不均匀低回声型,为脓肿早期,软组织充血水肿改变,尚未形成脓液;超声检查显示不均匀液性暗区,为脓肿形成中期,软组织为蜂窝织炎伴部分液化;超声检查显示均匀性液性暗区,为脓肿后期,软组织坏死明显,大量脓液形成;超声检查显示强回声与低回声混合型,临床多因脓肿迁延时间较长,部分软组织机化,纤维组织增生,多是瘘管形成所致。

2.内镜检查

内镜检查是诊查黏膜下脓肿、高位肌间脓肿及脓肿在肛内原发感染病灶的重要手段。诊查黏膜下和高位肌间脓肿时,可在镜下观察到直肠腔中有局限性异常隆起,后者可有表面糜烂或脓性物附着。检查肛窦处原发感染病灶时,肛门镜下可见感染的肛窦充血、水肿,有时因肛门镜压迫肿胀脓腔,可见脓液自肛隐窝溢出。

(三)实验室检查

可根据白细胞的计数与分类确定感染程度。一般情况下的脓肿,白细胞总数在 $20 \times 10^9 / L$ 以下,如达到或超过 $20 \times 10^9 / L$,则有败血症的可能。

(四)细菌学检查

脓液菌群培养和药物敏感试验:细菌培养可帮助了解致病菌的种类和性质,药敏结果可作为针对性用药的依据。

二、肛瘘的检查

(一)专科检查

1.检查体位

肛瘘检查时,可按检查方法和患者体质情况等,采取适当体位。常采用的体位有以下三种。

(1)侧卧位:患者侧卧,屈髋屈膝,显露臀部,这是一种常用的检查和治疗体位。优点是简单、方便,即使活动不便者和体弱者也很容易取这个体位。适于门诊检查和小手术。其缺点是肥胖患者的肛门暴露不够充分,常需要患者用手牵拉非着床的一侧臀部以助暴露肛门。

(2)膝胸位:患者俯卧,胸部贴床,双膝跪伏于床上。优点是检查时,患者的腹壁自然下垂,不压迫肠腔。缺点是该体位容易疲劳,老年体弱者难以坚持,肥胖患者难以完全做到。

(3)截石位:又叫膀胱截石位。患者仰卧于床,将臀部移到手术台边缘,两腿分开分别放在两侧腿架上,手术时还需要将放在腿架的两下肢予适当固定。该体位的优点是肛门暴露和视野好,便于检查和手术,是肛门直肠检查和手术常用的体位。其缺点是准备时间长,生殖器完全暴露,手术者容易疲劳,助手不易保持站位,长时间采用此体位手术时易对患者下肢静脉和神经造成压迫,偶尔会引起一定的并发症。

2.视诊

视诊检查就是用眼观察,以了解肛门外形、病变范围、肛瘘外口的位置、数量、形态、分泌物的性状等变化的检查方法。

(1)肛门外形:肛瘘常可导致肛周局部或不规则肿胀;有肛瘘手术史者还常可见肛周的组织缺损、凹陷、凹凸不平;有的肛瘘术后患者肛门松弛,甚至稍加牵拉就可见到直肠黏膜,提示存在肛门失禁;这些患者常伴有肛门潮湿、溢液、肛周皮肤红赤甚至糜烂;克罗恩病患者的肛周皮肤及皮肤常呈特殊的湿润光亮状态。

(2)肛瘘的外口。①外口的数量:一般肛瘘的外口可有 1 个至多个甚至数十个。但也有一些患者没有明显的外口,属于肛瘘中的外盲瘘。单纯性肛瘘只有1 个外口,有 2 个以上外口者多为复杂性肛瘘或多发性肛瘘。肛门左、右后方各有一个以上溃口时,常为铁蹄形瘘。肛门前方左、右两侧均有外口时,二者之间大多不相通,多属于不同的瘘管。肛门前方的肛瘘其外口距肛门较远者,常有向阴囊皮下侵及的可能。如较多外口居于肛门一侧或两侧,大多管道走向复杂,多为复杂性肛瘘。复杂性肛瘘病变广泛者,皮肤表面可凹凸不平,外口数目不一,形态各异。②外口距肛门的远近:一般外口距肛门近者,管道较直;距肛门远者,管道弯曲,走向较复杂。但也有特殊性,有的患者外口虽距肛门较近,但管道弯曲、位置深在。也有外口距肛门虽远,管道却较直且表浅的情况。③外口的形态:肛瘘病史长者,因反复化脓肿胀,外口处常可见组织增生隆起呈结节状,也有呈瘢痕性凹陷者,在隆起结节或凹陷的中央有瘘口存在。有结节状隆起的外口多为一般炎症所致的肛瘘。如肛瘘外口边缘向内凹陷卷曲,其肉芽组织灰白光亮者多为结核性肛瘘。④肛瘘处于静止期时外口常为闭合状态,发作期肛瘘外口常破溃,常有脓血等分泌物自溃口流出。

(3)分泌物:肛瘘外口流出的脓液如呈灰白或金黄色,质地稠厚者,多为普通的细菌所致。如脓液混有鲜血或呈淡红色,多为脓肿溃破不久,或处于急性炎症期。脓液灰白或黄白气味较臭者,多为大肠埃希菌或金黄色葡萄球菌感染所致。脓液带绿色,提示有铜绿假单胞菌感染。脓液有均匀黄色小颗粒,提示可能为放线菌感染。脓液清稀或呈米泔样,可能为结核性肛瘘或炎症性肠病所致的肛瘘。外口的分泌物中有透明胶冻样或呈咖啡色血性黏液者,应考虑恶性肿瘤如黏液腺癌的可能。

(4)肛瘘病变区的皮色变化:普通的肛瘘其肛周皮肤常无明显变化,但溃口长期不愈合者,肛周皮色也可加深。结核性肛瘘时外口周围常有褐色圆晕。如管道区皮肤呈现弥漫的暗褐色,或变化的皮色间有正常皮色,或有明显或暗淡的褐色圆晕时,其皮下常有空腔,腔隙可为单个或多个,或呈蜂窝样结构,这种情况多见于肛周大汗腺炎感染。肛瘘化脓性大汗腺炎常可伴有肛瘘。

(5)外口位置和肛瘘走向、类型的关系。①索罗门定律:于肛门中央画一横线,如瘘管外口位于此线前方,且距肛门不超过 5 cm 时,则管道较直,内口居同位齿线上,与外口相对;如外口位于此线后方,则管道多弯曲,内口不与外口相对应,内口多位于肛门后正中齿线处(图 4-6)。②哥德索规则:于肛门中央画一横线,如瘘管外口位于此线前方或肛门横线上,且距肛缘在 2.54~3.81 cm 时,则管道较直,内口居同位齿线区;如外口位于此线后方,则主管弯曲,内口位于后中位齿线部。如外口距肛缘超过 3.81 cm,无论外口位于此线前或后,则主管均弯向后中位(图 4-7)。

(6)另外,Parks 按自然解剖标记,以肛门为中心将肛门会阴部分为 8 区,即前中线区、左前区、左区、左后区、后中线区、右后区、右区和右前区。肛门皱襞外3~5 cm 的范围内称内带,3~5 cm 以外与肛门有关的区域称外带。病变根据所在部位而定名,如右外带瘘、左后内带瘘等。如瘘管外口位于内带者,其管道方向呈放射状垂直肛口,大多数内口位于相应的肛隐窝处,内带之肛瘘多局限于肛门前区。如瘘管外口位于外带者,其管道弯曲,内口大多数位于后中线区。

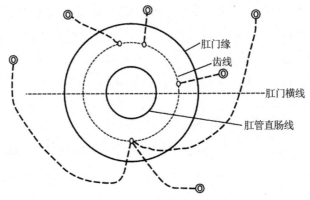

图 4-6　索罗门定律示意

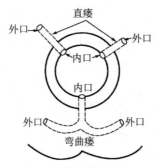

图 4-7　哥德索规则示意

3.触诊

触诊对于肛瘘的诊断具有特殊重要的意义。通过触诊可直接触知肛瘘的走向、瘘管的位置和数量、瘘管和括约肌的关系、肛管直肠环是否完整及其弹性等。肛瘘时触诊的方法大体可分以下几种。

(1)肛外触诊。肛外触诊应采用滑动触诊的方法,即用手指按压在肛周皮肤上慢慢滑动,以感觉皮肤下组织及瘘管等病变的变化(图 4-8)。麻醉会影响触诊的准确性,因此触诊最好在术前未麻醉前进行。触诊时应先在手套上涂以液状石蜡或润滑剂。

肛瘘反复发炎、肿胀、流脓时常可触及硬韧的条索状物,由瘘的外口通向肛内。肛瘘外口下包块较大者,多提示有脓腔存在。很少发作者肛瘘管道常较细小。而结核性肛瘘触诊时其管道的硬索感常不明显。如数个外口居于肛门同侧或异侧,管道常有分支,应注意细触摸分支及其走向。肛瘘反复发作时,因病变区常较硬韧并凹凸不平,触知管道的分支及行径有一定的难度,需要依靠细心和经验。低位肛瘘,因位置较浅在,硬索与周围组织界线较为明显,容易触摸清楚;高位肛瘘因其管道较深在,肛外触诊常不满意,常很难触及深部的硬索,而仅能触及外口区的孤立硬结。

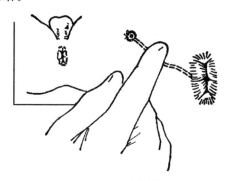

图 4-8　肛瘘触诊

(2)肛内触诊。肛外触诊结束后再做肛内触诊。手指伸入肛内后,应由浅入深地进行触摸,进一步摸清瘘管的走向、内口的所在、瘘管与肛门括约肌的关系、肛管直肠环的完整性及弹性等。

瘘管的走向:按肛外触诊时瘘管的延伸方面向肛内进一步深入,摸清瘘管在肛内的走向。后侧的肛瘘常在肛门后部向上延伸,在肛管直肠环平面再向两侧延伸,形成高位铁蹄形瘘管。有的瘘管向上延伸至高位肌间或黏膜下,此时可在高位肌间或黏膜下扪及索条状的结构,有的末端膨大或呈不规则的隆起。

内口:肛瘘的内口多位于齿线部,肛内指诊时可在齿线部触及明确的小硬结,大多有明显的触压痛。单纯性肛瘘的内口多在与外口同位的肛管齿线部;铁蹄形肛瘘的内口多在肛管后正中齿线部。反复发作的肛瘘其内口处较硬,硬结较大容易摸清;而脓肿不久后的肛瘘其内口部的硬结可不明显,不容易触及。术后麻醉状态下,很多肛瘘患者的内口部硬结常变得不明显,尽管麻醉前内口部硬结很明显,所以对内口的触诊检查和定位最好在术前进行。术中采用探针等其他检查方法均失败时,可钳夹肛瘘外口或疑为外口之管壁,向外牵拉,用手指触摸肛管齿线部位,有牵动感伴有内陷或肛镜下见牵动部位凹陷,可认为是内口所在。

肛管直肠环:高位肛瘘时应注意触摸肛管直肠环的弹性及其完整性。肛管直肠环变硬时,可用手指向后钩住肛管直肠环后嘱患者收缩和放松肛门,如肛管直肠环舒缩的随意性好且收缩有力,则提示肛管直肠环的弹性和功能良好。如肛管直肠环不能随意舒缩或随意性差,提示肛管直肠环变硬、弹性差或瘢痕组织多或其内有变硬较粗的瘘管。肛管直肠环有缺损或不完整时,提示以前的肛管手术对其有较大的损伤,再次手术时需要避免和尽可能减少对肛管直肠环的损伤,以免进一步加重其损伤,造成肛门功能进一步被破坏。如肛门功能不完整,要避免再次手术。

(3)肛外肛内双合诊:有时单纯的肛外触诊或肛内指诊对瘘管的触感不满意时,可通过肛外、肛内同时触诊,通过内、外触诊手指相互滑动时感知到的瘘管的位置和形态变化的细微感觉,来掌握肛瘘的全貌。这种肛外肛内双合诊的检查法通常较单纯的肛内指诊和肛内指诊触诊效果可好。

4.探针检查

探针检查的目的在于明确瘘管的行径、长短、深浅与肛门括约肌的关系及内口的位置等。因探针检查时易引起疼痛,在检查前应充分向患者解释,说明其重要性,取得患者合作。探针采用银合金制作,也有采用铜、不锈钢等合金材料制作的。探针有不同的形状,其中球头棒状探针常用于检查瘘管及其内口;镰状有槽挂线探针多用于术中挂线;也有镰状探针带有刀刃的,可用于探查并直接切开瘘管。检查时,将手套或指套涂满润滑剂后,将一手的示指伸入肛内,另一手取粗细适宜的探针(一般使用银质或铝合金球头棒状探针),根据通过视触诊得到的对瘘管的初步印象,将探针顺瘘管的走向轻轻插入瘘管内,顺瘘管轻轻探入。通过与肛内手指的感知和引导,探查管道走向、内口所在、内口是否贯通、瘘管与肌肉组织的关系与距离等(图4-9)。

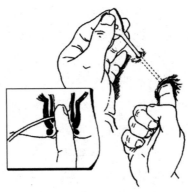

图 4-9　肛瘘的探针检查

在探查过程中,应顺瘘管走向轻轻探入,动作应尽可能细致、轻柔,切忌粗暴,以防造成假道或人工内口。一般以患者不觉明显疼痛、不出血为准。在探查过程中,要根据瘘管的走向,反复调整探针探查的方向,如有阻力,要将探针退出,适当调整弯曲度后再进行探查。若反复调整探针的弯曲部后仍不能探入全道瘘管,可能是管道狭窄或闭塞,不可强行向前探查。对于瘘管位置深在、瘘管较长的复杂性肛瘘,有时用一根探针难以探到底,此时可同时从不同外口插入探针探查,如探针于管道某处碰触,表明瘘管的分支于此处相汇合,这两个外口之间是相通的。探针由不同的外口探入肛内时,有经验的医师可通过肛内放置的手指触觉,较容易地感知探针间的关系及瘘管的走行、位置等。

5.肛门镜检查

(1)筒式及喇叭式肛门镜:检查前,嘱患者排空粪便。术者左手持肛门镜手柄,拇指顶住芯子,将肛门镜的镜身和芯子头部涂抹液状石蜡,右手协助暴露肛门。先用肛门镜顶端轻轻按摩肛缘,并嘱患者张口呼吸,使肛门松弛;然后,将肛门镜缓慢向肛内插入。进镜方向先朝肚脐,通过肛管后改朝向骶尾,到达直肠壶腹后拔出芯子,观察芯子顶端有没有黏附黏液及血迹;调整灯光让灯光直接照射至镜筒中内的视野后,仔细观察直肠下端黏膜的色泽,有无肿瘤、息肉、溃疡、异物、分泌物等;再慢慢退出镜身,在齿线附近观察有无内痔、肛乳头肥大、肛窦炎、肛瘘内口等;在齿线以下要观察有无裂口、增生物等(图4-10)。为仔细观察病变,有时需反复插镜检查数次。注意:检查过程中,若需进一步深入或旋转镜身观察,必须再次插入芯子后方可操作,以防损伤肛管及直肠黏膜。

在肛瘘患者,齿线部内口处常有充血肿胀,或见有红肿发炎之隐窝及突起之结节。由于肛管被扩张,瘘管壁受到挤压,有时可见脓水自内口向肠腔流溢。此时,如从瘘管外口注入亚甲蓝等,可看到内口部亚甲蓝溢出,或肛内放置的纱布有蓝染。

(2)分叶式肛门镜:检查前,嘱患者排空粪便。术者左手持肛门镜手柄,将肛门镜各叶合拢并涂抹液状石蜡,插入肛门后再使其张开,利用分叶间的间隙观察病变。

注意:检查过程中,不能突然收拢分叶肛门镜,以免夹伤组织;也不可用力推进,以防刺伤肠壁。

6.隐窝钩检查

隐窝钩检查是检查内口的重要方法。常用的隐窝钩有两种,钩长各为0.5 cm和1.0 cm。用隐窝钩钩探时,先取钩小者,钩探肛门镜下所窥见的可疑病变区,再沿齿线慢慢探查其余肛窦。必要时可取钩长者再次探查。一般正常的隐窝用隐窝钩钩探时有时也可钩入,但钩入较浅。如钩入较深,应高度怀疑内口所在,如钩入方向与肛外触知的瘘管方向一致,则可以明确内口所在。低位瘘管再以探针自外口插入,若二者相遇时有碰触则表明探查的内口及瘘管是相通的,探入的肛隐窝也就是内口所在处。

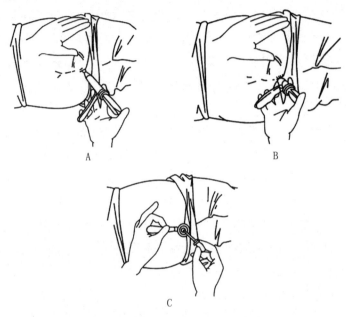

图 4-10 肛门镜检查方法

A.先用肛门镜头端按摩肛缘,使括约肌松弛;B.朝脐部方向缓缓插入;

C.将镜芯取出,观察

7.染色检查法

将染色剂从肛瘘外口注入瘘管,以使瘘管管壁着色,显示内口位置,确定瘘管范围、走行、形态和数量。临床上常用的染色剂为 2‰亚甲蓝或 2‰亚甲蓝与 1‰过氧化氢的混合液。具体检查方法如下。

(1)在肛内填塞纱布卷:取肛门镜涂润滑剂插入肛门内,抽出镜芯,再把卷好的纱卷放入肛内,然后缓慢取出肛镜,使纱布卷放置于肛管内。术中在麻醉状态下,可以直接将纱布卷放入肛内。

(2)染色剂注入:用 5 mL 针筒抽取 2～4 mL 亚甲蓝,再在针筒上外接剪去针头的头皮针软管,将软管由外口插入瘘管内 1～2 cm 以上,按压外口处,以防亚甲蓝自外口溢出。再慢慢推注亚甲蓝,注入完毕后,继续按压外口处以防亚甲蓝外溢,然后对瘘管稍加按揉后进行观察。

(3)着色区的观察:内口着色区的观察可分直接观察和间接观察。于注射药液的同时,扩开肛门直接窥视着色点的部位称直接观察,而纱卷着色区的辨识则为间接观察。当将肛内填塞的纱布卷取出后,首先观察有无着色。如有着色则提示瘘管的内口与外口间是贯通的。通过观察着色区的位置可判断内口的位置所在,着色区相对应的区域为内口所在位置。但内口较大时,染色剂会溢出较多,精确辨别内口所在就较困难。内口闭锁时,虽然没有染色剂从肛内溢出,有时也可见肛管黏膜下有蓝染,据此也能判断内口的位置所在。另外,也可在做染色检查时不取出肛门镜,观察有无染色剂从肛内内口溢出。此法常用于术中检查内口。

(二)影像学检查

1.X 线检查

对复杂性肛瘘反复多次手术者,病因不明,接管走行分支或内口位置不清者,可疑为骶前囊肿、畸胎瘤、骨结核、克罗恩病、溃疡性结肠炎、骨盆性骨髓炎等并发的肛瘘,可做 X 线检查。

(1)胸部检查:可以确定胸部有无炎症、结核病变、胸腔积液、癌症转移等,作为肛肠病治疗的参考依据。

(2)钡餐检查:用于观察功能性与伴有功能性改变的疾病,如回盲部病变、阑尾炎等。

(3)钡双重造影:对显示大肠细小疾病如小息肉、溃疡性结肠炎、克罗恩病等,能做出较好的检查。

(4)骶前 X 线检查:一般用于不明原因的骶前窦道检查,用以鉴别是否为骶前囊肿或先天性畸胎瘤,根据各自特征进行鉴别诊断。

(5)瘘管 X 线造影:在 MRI 问世以前,瘘管造影是诊断肛瘘的标准常规检查方法,主要用于复杂性肛门直肠瘘的检查诊断。瘘管 X 线造影检查造影剂常选用 30%~40%碘化油,或 12.5%碘化钠,60%泛影葡胺,亦可用 13%稀钡。造影前,在直肠腔内插入金属管以作直肠肛门的标记。用细导尿管或硅胶管从外口缓慢插入瘘管内,直到有阻力为止。在外口处放一金属环以作标记,然后注入 40%碘油或其他含碘油造影剂,边注药边观察,满意时摄片。它是一种具有轻度损伤的方法。

对于造影检查,不同的人持有不同的观点。有研究者在其进行的临床试验中发现,造影能观察到常规检查所未查出的病变,其中包括大的皮下脓腔、多个或想象不到的长管道,因此有学者认为这项研究给肛瘘的治疗提供了有用的信息。瘘管造影对于管道较通畅、易于造影剂注入的瘘管有较好的诊断价值,但是由于临床上复杂性瘘管管道多数较狭窄,内有纤维及肉芽组织填充,使得造影剂通过困难,对于观察瘘管的形态及与周围括约肌的关系有一定的局限性。

2.多层螺旋电子计算机体层摄影

多层螺旋电子计算机体层摄影是利用 X 射线对人体选定的断层层面进行穿透摄影,通过测定透过的 X 线量获得断层图像的一种成像装置。CT 能独特地显示肠道层面,能将肠壁内、肠壁外以及邻近组织器官显示得一清二楚,具有诊断效果好、无痛苦、无危险。但仅靠病变的解剖学特征诊断疾病有一定的局限性,对有些病灶性质,CT 难以作出准确的判断。

(1)操作方法:常规使用开塞露排空大便,并在检查前 1 小时用 0.9% 的NaCI灌肠,检查时先嘱患者侧卧于 CT 机上,将黏稠度较高的 40% 的碘化油或76%泛影葡胺稀释成 10% 左右,取 10~15 mL,用圆头注射针头由外口注入,擦干外溢的造影剂,并用稀碘或碘棉球在外口处做标记。将 10 mL 注射器针筒涂上润滑剂后轻轻插入肛门并固定,然后嘱患者俯卧,操作者使用螺旋 CT 机行常规轴面扫描,后进行多平面重建及 3D 重建。

(2)优点:与普通 CT 相比,多层螺旋 CT 时间分辨力和空间分辨力都大为提高,并可采用更薄的层厚真正意义上达到了各向同性采集,从而提高了长轴方向的空间分辨力,改善了重建图像质量,增加了肛瘘微小内口和细小支管的检出率。

由于高位或复杂性肛瘘走行多、较曲折并可能出现多个支管,外科医师常难以完整判断瘘管的形态及走向,无法对瘘管定位,从而给手术造成困难。容积重建可根据组织内各种成分的比例进行像素分类并以不同的色彩显示,可完全三维再现瘘管的形态,特别是对马蹄形肛瘘的显示具有独到的优势。由于肌肉等软组织的 CT 值偏低,故容积重建不能准确显示瘘管与肛管内外括约肌和肛提肌的关系,使其在肛瘘的应用中受到限制。与容积重建相比,多平面重建包括曲面重组可从多个角度直接观察瘘管的位置及其肛管内、外括约肌和肛提肌的关系,但其三维空间感相对较差。因此,结合两种重建技术有利于肛瘘术前分型和肛瘘的瘘管定位诊断。

(3)注意事项及需改进的问题。①扫描前及扫描期间患者的准备和配合。②扫描参数的设定:3D 重建成功与否,与扫描技术参数的设定直接相关。实际工作中应根据扫描范围和临床要求合理选择参数,使其匹配,达到最佳化。③注意仔细清洗肛周溢出的造影剂,且造影剂的浓度不宜过高,否则易产生伪影。④对3D图像最好是临床医师和放射科医师一起读片沟通,因为3D图像不可避免地受到人为因素的影响以及机器、软件功能的制约,临床应用时应注意结合轴位和多平面重组图像。⑤外口的标记以及直肠腔内空气的密度对比,对于多个外口的复杂瘘管,有必要在外口处作不同的标记,以提高图像的直观性。另外,利用注射器针筒插入直肠可造成直肠腔内的空气与直肠周围组织和瘘管的密度对比,有利于图片的可阅读性,但它是否对瘘管产生挤压,影响图像的结论有待于进一步观察。⑥部分病例内口显示欠佳,可能与瘘管壁的纤维化、造影剂不通畅有关,而非无内口,因此CT检查存在24.9%的漏诊率。

3.MRI检查

MRI检查是一种快速、无损伤及具有相当高准确性的肛瘘检查方法,能为医师提供外科手术所需的解剖图像资料。因其对软组织具有良好的分辨率而被广泛应用于全身器官的检查。磁共振能多平面、多角度和高分辨率显示病变,准确描述肛门内外括约肌、肛提肌的解剖结构,显示肛瘘与肛门周围肌肉的关系,并对术后疗效作出正确评估,不仅能准确地对肛瘘作出分类,而且可以发现对治疗方式和预后都有重要影响的潜在病变的存在,因此成为诊断肛瘘新的主要手段。近年来,磁共振成像已经发展成为肛瘘的影像学检查中的领先技术。

(1)MRI检查的线圈。①直肠腔内线圈:MRI直肠线圈是一种表面线圈,因它贴近受检组织,能接受到较弱的磁共振信号,提高空间分辨率,能数倍提高肛管括约肌群的信号比。有研究报道,MRI直肠腔内线圈检查能提供清楚的瘘管位置、走向、括约肌缺损和原发肿瘤。有学者指出MRI直肠腔内线圈具有很高的空间分辨率,能清楚显示肛管直肠肌肉和周围脂肪,其对肛瘘和直肠周围脓肿的诊断准确率很高。有研究表明,MRI腔内线圈对腺源性感染引起的早期肛瘘的检查优于体线圈。但是MRI直肠腔内线圈检查如同腔内超声检查一样,受到视野的限制,不能提供远处脓腔和高位直肠感染灶的影像。因它只能显示肛门括约肌及肛管附近的瘘管,其检查价值受限。插入的直肠线圈可能压迫瘘管,影响瘘管的显示,导致产生假阴性结果,有时因为线圈贴近受检区形成过强辐射,信号过高而形成一种瘘管假象。作为一种"侵入性"检查方法,患者有一定痛苦,约1/6的患者难以耐受此检查。相对于体线圈而言,腔内线圈过于昂贵。②体线圈:体外相位阵列线圈的高分辨MRI扫描不仅可在患者无任何不适的情况下清楚显示肛管及肛周结构,而且可清楚显示膀胱、输尿管、前列腺、子宫、阴道、直肠等结构,这对肛门直肠区域的病变如括约肌的损伤、肿瘤及直肠膨出、子宫脱垂等的诊断、恶性肿瘤分期及治疗方案的确定有重要的意义。体外相位阵列线圈空间分辨率高,信号比好,若能获得肛管区域的高分辨 MR 影像,则可克服腔内线圈 MRI 和腔内超声检查的不足。体线圈具体在复杂性肛瘘的检查中,可很好地显示以下几个方面:瘘管是否存在;内口的位置;瘘管的走向及分支;感染灶的位置及范围。

在图像上肛管可分为 5 层结构,在肛管上部由内向外分别是黏膜层、黏膜下层、内括约肌、联合纵肌和耻骨直肠肌,在肛管下部由内向外分别为黏膜层、黏膜下层、内括约肌、联合纵肌和外括约肌。自旋回波 T_1 加权、T_2 加权序列:T_1 加权序列能显示外括约肌、肛提肌,肛瘘管呈低信号,但不能显示肛管黏膜、黏膜下层及内括约肌。内括约肌在相位阵列线圈 T_2WI 上显示为比联合纵肌和外括约肌略高的信号,但它在肛内线圈 T_2WI 上呈明显的高信号。

(2)MRI 检查的序列。①自旋回波 T_1,加权、T_2 加权序列:T_1,加权序列能显示外括约肌、肛提肌,肛瘘管呈低信号,但不能显示肛管黏膜、黏膜下层及内括约肌。因肛瘘瘘管及肛周各结构均为低信号,有时两者 T_1 加权平扫很难鉴别,所以 T_1 加权序列对诊断肛瘘帮助不大。T_1 加权 GdDTPA 增强扫描能使富血管的炎性瘘管边缘增强,明显改善肛瘘及脓肿的显示。T_2 加权显示瘘管亦较好,呈高信号。②短期翻转恢复序列(STIR):软组织病理性改变,如水肿在 STIR 序列呈高信号,而脂肪组织呈低信号,与 T_2 加权相比,STIR 明显提高瘘管的检出率,特别是肛瘘的瘘管分支检出率得到提高。STIR 序列的扫描时间明显短于 SE-T_1 加权参数,但 STIR 序列在肛瘘的显示上也存在一些不足之处,因 STIR 序列是一种对水较敏感的序列,对分泌物少的非活动性瘘及术后瘢痕形成的瘘管不敏感。③快速小角度激发成像(3D-FLASH):此序列是一梯度回波序列,它采取层块采集,信号无丢失,扫描时间比 SE-T_1,加权、STIR 要短,图像分辨率高,应用 T_2 加权 3D-FLASH 序列平扫加增强图像减影技术可提高瘘管信号强度,降低周围软组织信号,使瘘管的显示更为突出。此序列结合 STIR 序列可作为肛瘘检查的常规方法,它既可提高肛瘘检出率,又明显缩短了检查时间。

(3)MRI 各成像平面肛管区域结构的形态学特点。①冠状位:肛提肌呈"倒八字"形或"漏斗状"附于两侧盆侧壁。耻骨直肠肌呈块状或椭圆状低信号,位于肛门外括约肌上方,与外括约肌深部之间有明显的线样高信号脂肪分隔。肛门外括约肌并非全程包裹肛门内括约肌,其下缘位置比内括约肌低,二者之间由于内外括约肌间隙内脂肪信号的存在,分界清晰。外括约肌皮下部呈向内上转折的"鱼钩状"。两侧坐骨肛门窝呈尖向上方的锥形间隙,窝的外侧壁为闭孔内肌及闭孔筋膜,内侧壁为肛提肌和盆膈下筋膜。②矢状位:在肛管正中矢状层面,肛提肌呈线样连于尾骨,其稍下部层面可见块状耻骨直肠肌,借肛尾韧带连于尾骨。肛门外括约肌各部分别呈小块状或长条形,各部之间可见线样高信号分隔。③轴位:肛提肌呈"V"形,尖端指向尾骨。耻骨直肠肌呈"U"形,环绕肛管后方。肛门外括约肌于肛管上部层面呈"O"形,环绕肛门内括约肌和肛管,沿尾侧方向,肛门外括约肌在中线位置逐渐分开,至最下部层面,肛门外括约肌皮下部呈两相对的线形肌束。两侧坐骨肛门窝呈尖向前方的三角形,外侧壁为闭孔内肌或坐骨支,两侧坐骨肛门窝与肛管后方相连通。

(4)读片:MRI 对瘘管管道和脓肿敏感,高清晰度解剖结构,以及显示手术相关解平面的能力直接决定了 MRI 对肛瘘术前诊断分类的成功率。准确的术前分类应包括相关瘘管及括约肌的影像。肛瘘的图像分型根据 Parks 分型,并参考其他肛瘘 MRI 分级系统,分为 5 级:Ⅰ级单纯线形括约肌内肛瘘;Ⅱ级括约肌内肛瘘伴脓肿或分支;Ⅲ级经括约肌肛瘘;Ⅳ级经括约肌肛瘘伴脓肿或分支;Ⅴ级肛提肌上和经肛提肌肛瘘。①原发管道:活动性瘘管内充满脓液和肉芽组织,在 T$_2$加权 STIR 序列中显示为长高信号结构。在一些反复发作或多次手术的患者,瘘管壁会相应增厚,表现为活动性瘘管被低信号的纤维组织壁所包裹。偶尔,在这些纤维组织中看到一些高信号影,这主要是由组织水肿所致。同样,高信号影可能出现在瘘管或纤维管壁之外,代表邻近组织炎症反应。MRI 能够清晰显示外括约肌,在 T$_2$加权或 STIR 序列中为低信号结构,外侧方为高信号的坐骨直肠窝脂肪,因此很容易分析瘘管是穿过外括约肌或跨过外括约肌。如果原发主管完全限制在外括约肌内侧,这应当是括约肌间瘘。反之,任何在坐骨直肠窝中出现的瘘管证据,均提示为非括约肌间瘘。但是,经括约肌肛瘘、括约肌上方瘘和括约肌外侧瘘 MRI 影像类似,都突破外括约肌。这三者之间只能依靠内口的位置以及原发瘘管的行径来区别。②内口:不管影像学形态如何,内口的正确定位都是比较困难的。如何确定内口在真正部位及其高度,依据腺源性肛瘘学说,绝大多数内口位于肛管后正中齿线处,并且多数位于后正中截石位 6点。高分辨 MRI 对内口判定的准确度很高。然而,即使应用 MRI 腔内线圈,齿线也不能作为一个独立的解实体在 MRI 影像学上确定,只能应用其他的影像学标志评估。齿线大约位于肛管的中部,通常是耻骨直肠肌上缘与外括约肌皮下部中间。括约肌上方瘘和括约肌外侧瘘都可能穿过耻骨直肠肌进入盆底,然而两者内口所处的部位却完全不同。通常括约肌上方瘘内口位于肛管部位,而括约肌外侧瘘位于直肠。因为括约肌肛瘘穿过外括约肌,在横截面有典型特征。

但是,对一些患者而言,MRI不能沿瘘管追踪到肛管,在这种情况下,只能根据瘘管的形态推测内口可能的部位。③支管和脓腔:MRI的另一重要意义在于它能准确发现和定位肛瘘的支管和残余脓腔。支管和残腔在T_2加权和STIR序列中变现为原发主管周边存在的高信号结构,静脉应用对照剂会导致局部信号增强。最常见的支管形态是经括约肌肛瘘,主管穿过外括约肌进入肛管,支管进入坐骨直肠窝顶端。MRI对肛提肌上方的支管更加重要,这些支管不仅难以发现,处理也极为困难。对于复发性肛瘘和克罗恩病性肛瘘而言,运用MRI诊断复杂性支管和残留脓腔就更为重要。

4.肛管腔内超声

超声诊断是在解剖形态特别是病理解剖的基础上,结合各组织脏器的声学物理性,对回声图经综合分析,确定是否正常。肛管腔内超声(EAUS)是诊断肛门括约肌复合体解剖缺陷的重要工具。其转换器发射出特定频率的脉冲声波,当声波横穿界面时,部分被反射回转换器,反射的量取决于不同组织密度的声阻抗。以发射声波和接受回声的时间差为基础,连续数字化处理,产生图像。

肛管腔内B超是近年来用于肛肠科的新技术,传统的直肠腔内超声能清晰地显示直肠壁的各层结构,主要用于直肠恶性肿瘤的诊断,而肛管腔内超声能清晰地显示肛管周围复杂的解剖结构,具有无创伤、操作简单、价格低廉的优点,对肛肠动力学改变的疾病,特别是肛周脓肿、肛门失禁的诊断有着重要的参考价值。

超声检查是安全的,没有反射学检查的危险,因此,针对儿童和孕妇来说,它是理想的检查。肛门直肠超声检查的限制很少,可用于肛管或直肠的梗阻性病变(限制了直肠镜和转换器的插入)以及肛裂、肛门脓肿等疼痛性肛管疾病。当肛瘘有外口时,可以用塑料输液导管注入过氧化氢,瘘管在超声影像中回声变成白色的气体回声区。

(1)检查前的准备。①将双平面或是端扫式直肠腔内超声探头用干净薄乳胶套(或避孕套)套上,底部可用橡皮筋扎紧。②患者准备:了解患者的病情、病史以及既往相关检查资料;检查前应向患者做好解释工作,说明检查目的及检查方法,消除患者紧张情绪,以得到患者的配合;检查前嘱患者排空大便,或在检查前2小时行清洁灌肠。

(2)体位。①左侧卧位:两腿屈起弯曲身体,使两膝尽量靠近脐部。左侧卧位是最常用的经直肠腔内超声检查的体位。②膝胸位:患者俯卧,双膝屈起跪扶在床上,臀部抬高,脊柱与床呈近45°角。身体短小或肥胖者可采用此体位进行检查。③截石位:需使用专用检查台,过度肥胖者,因侧卧位不易暴露肛门,可采用此体位。目前已很少使用。

(3)检查技术。患者取左侧卧位,双腿紧贴胸前,充分暴露臀部和肛门,在肛门松弛状态下,检查前常规行肛门指检,了解病变部位和范围,有无肿块、出血、狭窄等情况。将涂有耦合剂的探头缓缓插入肛门,插入时嘱患者张口深呼吸,降低腹肌紧张以放松肛门。做肛管的探查时要嘱患者收紧肛门,以达到肛管与腔内探头紧密接触的目的,最大限度地避免二者接触不良时空气造成的混响回声。开始插入肛门时将探头指向脐部,进入肛门并通过肛管后,再将探头方向指向骶骨岬,顺利到达直肠壶腹部后再略指向脐部,此时可边观察边平直向前推进,直到直肠上段,此时探头伸入 12～15 cm。而行肛管以上的直肠部位的腔内探查,需先行准备水囊,在保证水囊与肠壁紧密接触的同时,借助水作为透声窗进行所需的探查。不同的仪器可能会有不同的设计或配件,以满足临床的需要。

检查时可自动由内向外或由外向内沿直肠纵轴方向逐层扫描直肠及其周围组织情况,检查中常以患者的前列腺(男)、子宫(女)作为探头、病灶的定位标志。非 360°自动扫描的超声探头,则需手动转动探头,对直肠及其周围组织进行全方位的检查。检查时需注意保持检查间的室温和对患者私密性的保护。①内口的定位:高频线阵探头用于低位单纯性肛瘘的检查时,声像图可以直观地显示瘘管的走向和内口的位置,多为与肛门呈放射状的低回声管道通向齿线附近,而该处显示为强回声黏膜的连续性中断。另外,环阵探头也可在内口的位置探及局部黏膜的缺损,对于多个齿线处内口的复杂性肛瘘可在同一环阵平面见多个内口。②肛瘘走向的定位:对于低位的单纯性肛瘘,线阵探头扫查即可明确瘘管的走向,而对于高位复杂性肛瘘的走向及范围的确定要复杂得多。三维超声对肛瘘的诊断具有独特的优势,通过对三维超声图像的采集分析可明确管道的分布情况,伴有感染者有无回声区存在。为了更好地显示瘘管走向,通过向瘘管内注入过氧化氢溶液的方法可使声像图中套管与正常组织间的界面及内口的位置更加明晰,避免了瘘管染色检查造成的组织被染料广泛污染的情况,但对于外口为盲端的肛瘘,此种方法难以实施。③正常声像图。正常直肠壁厚 0.4 cm,下段肌层逐渐变厚,在肛管部形成内括约肌,其远端厚度可为 0.6～1.0 cm。肠周脂肪与周围脏器的包膜分界清晰、光滑,在膀胱直肠陷凹或子宫直肠陷凹内可见乙状结肠或小肠的肠管及蠕动,肠间隙有少许液体。正常的直肠壁显示清晰的 5 层结构(同结肠壁 3 强 2 弱),肠壁为 3 层强回声与 2 层低回声相间。由直肠腔内向外依次为:第 1 层,较光滑的强回声亮线,为水囊壁,即使无水囊,腔内的黏膜与肠黏膜表面构成面,亦呈较弱的强回声;第2层,略低的回声,为肠黏膜层;第3层,强回声,为黏膜下层,是5层结构中回声最明显的一层;第4层,低回声为肌层,回声均匀略宽;第5层,较强回声,为浆膜或肠外纤维组织。随着探头频率的增高,肠壁组织结构的图像更加清晰,5.0 MHz显示肠壁呈5层;7.5 MHz显示肠壁的肌层,可分辨出内环肌和外纵肌层;20 MHz能分辨出黏膜肌层。

正常肛管壁:肛管上部可显示耻骨直肠肌、内括约肌和外括约肌深部;肛管中部主要显示内括约肌及外括约肌浅部;肛管下部主要显示外括约肌及肛尾韧带。检查时一般按上、中、下三个平面的顺序进行。

(4)肛瘘超声图像。超声下,肛瘘多显示为自肛瘘外口发出的至肛管直肠壁的一根或数根线状、条索状低回声管道,通向齿状线方向,管道呈直线状或弯曲状,暗区内有流动的弱回声及不规则的强气体回声,瘘管壁呈低回声或呈强声与低回声混合型,瘘管纵切显像为低回声条索状管道,横切呈现圆形囊样区;波及脓腔早期伴有脓液者呈现液性暗区,晚期呈现低回声与高回声混合存在的不均质回声,边缘模糊。腔内探头对内口的诊断率较高,检查时内口的位置一般正好位于探头的表面,内口可见黏膜层局部小缺损、连续性中断或局限膨隆度改变,部分肛瘘可直接探查到肛瘘内口,常常显示为内外括约肌间隙内低回声点,连于内括约肌,而且内括约肌上常可看到连续中断的小缺损。瘘管典型的表现为低回声条索状图像,病灶与皮肤黏膜间有一条索状低回声,内瘘口表现为黏膜连续性中断或肛瘘B型超声图像有以下4种类型:①低位单纯性肛瘘,肛周见一管状低回声(由浅至深呈斜形)穿过正常组织,与肛管相通,肛管内外括约肌局部回声连续中断(内口位置),其浅部外侧端可延伸至皮肤表面(外口位置)。②低位复杂性肛瘘:肛周见两枚或数枚管状低回声与肛管相通,肛管内外括约肌局部回声连续中断,通向软组织表面时有两个或两个以上开口。③高位单纯性肛瘘:肛门直肠黏膜层回声连续性中断,并见一条形低回声由此斜行通向软组织表面。④高位复杂性肛瘘:数个不同形态管状回声,走行扭曲,穿透软组织深浅不一,起伏不定;另见与肛门直肠黏膜层相通的相对较粗的管状回声(主管)分出数支细分叉管状回声(支管),分支连接处可见管道相互沟通。

在三维模块下可追踪瘘管的走行,以Parks分类法为例,超声显像呈现以下特点。①括约肌间瘘管:在纵切面上形成一个较弱的回声带,显示狭窄的括约肌间层面的局部增宽变形。该瘘管显示的低回声区可以穿过括约肌间隙,但不穿出外括约肌纤维层。②经括约肌瘘管:穿出外括约肌的延伸部分可以清楚地被穿过外括约肌的低回声异常瘘管所显示。瘘管横穿肛门外括约肌的位置决定了瘘管的高度。③括约肌上瘘管:走行于耻骨直肠肌以上或穿过耻骨直肠肌,在耻骨直肠肌水平可见低回声管道贯穿。④括约肌外瘘管:低回声或稍高回声的瘘管紧贴外括约肌一侧走行而未见与肛管相通,其中括约肌外肛瘘较少见。

(5)临床意义。主要用于肛瘘术前明确诊断及肛瘘术前或是术后肛门功能的评估。

(6)临床应用。对于反复发作的复杂性肛瘘,瘘管壁长期纤维化并产生瘢痕,而瘢痕产生低回声区,过氧化氢可加强瘘管的高回声,对于判定瘘管更加精确,避免遗漏。有学者认为,三维肛管直肠腔内超声可同时从 6 个不同角度获取病变部位的三维立体超声图像,得到二维超声不能显示的第三平面,空间关系明确,能够完整直观显示肛瘘瘘管走行以及与括约肌的关系,对内口诊断准确性较二维超声高,对手术治疗有一定的参考价值。肛内超声虽然可以提供一些有价值的信息,但仍难于达到临床所要求的期望值。此外,由于某些患者的肛门外括约肌难于探测,使得该超声技术无法区分炎性病变与纤维组织,并且在一些患者中由于超声的穿透深度不够,以致无法明确瘘管分支的走向。经直肠超声检查虽然可以显示出瘘管与肛门括约肌的位置关系,但是由于在冠状位上无法显示,直观性较差,无法提供立体资料,不利于医师的判断、参考,对肛瘘的诊治有一定限制。

5.肛瘘镜

肛瘘镜是一种插入瘘管内、专门用于肛瘘检查和治疗的硬质窥镜。肛瘘镜有一个 8 度角的目镜和光源通道,也有一个操作/冲洗孔,直径是 3.3 mm×4.7 mm,可操作长度是 18 cm,有一个可拆卸手柄方便操作。肛瘘镜有两个分接口,其中一个可连接 1%的甘氨酸甘露醇溶液(每袋 5 000 mL)。

(1)检查方法。肛瘘镜检查一般在椎管内麻醉下进行,常常在手术前先做肛瘘镜检查,然后在肛瘘镜下进行肛瘘的治疗。检查时,先从外口插入肛瘘镜,外口周围有非常坚硬的瘢痕组织时,需切除这些瘢痕组织以保证肛瘘镜可以插入。在镜内注入甘氨酸甘露醇使其充满瘘管,以便观察。通过上下左右轻柔地调整肛门镜,让瘘管可以适应或容纳肛瘘镜,进而拉直瘘管,边观察边将肛瘘镜向前推进,遇有瘘管内坏死组织阻挡时需要适当做搔刮清除。做肛瘘镜检查时,要注意查找肛瘘的内口和瘘管分支等。肛瘘管道较窄、内口闭合时,可通过观察直肠黏膜上显示的肛瘘镜的透光点以推测肛瘘的内口部位。

(2)诊断价值。肛瘘镜作为一种新型的检查与治疗器械,提供了一种可看清瘘管内部情况及其走向等的视频检查方法,并能记录和保存。但由于其使用成本高,需要麻醉,费时费力,作为检查方法并无明显的特点,故国内很少将其单独用于肛瘘的检查,一般都用于视频辅助下肛瘘的手术治疗中。

6.结肠镜

随着结肠镜检查技术的进步及器械的普及,目前结肠镜检查已经成为肛肠科常用的检查项目。结肠镜检查虽然不是肛瘘患者术前一定要做的检查,但如有条件最好能在术前做好结肠镜检查。有下列情况的肛瘘患者:①有腹痛、腹泻、黏液便、脓血便等症状。②肠黏膜粗糙或增厚、直肠黏膜有明显充血和糜烂。③瘘管分支过多、位置过高、直肠有溃口、瘘管壁组织过硬或管壁过软。④脓液或创面分泌物清稀、术后创面长期不愈合。这些患者都有必要做结肠镜检查。

(1)结肠镜检查前的准备。①询问好病史,做好心电图、血生化等必要的检查,了解有无禁忌证。跟患者做必要的解释工作,消除其思想顾虑或恐惧心理。②检查前2天注意少吃或不吃有渣饮食,检查当日晨禁食。③做好肠道的清洁准备工作。目前常用的结肠镜检查肠道准备方案有:复方聚乙二醇电解质散2包,放在2 L凉开水或纯净水中充分溶解,于检查前约4小时开始服用,并在1小时内服完。该法简便、安全,不适反应相对较少,不影响必要时的切割和烧灼等治疗;20%甘露醇250 mL,检查前6小时口服,然后在3小时内间断口服平衡液或5%糖盐水共3 000 mL。但该法所做的肠道准备不适合做肠镜下烧灼、电切等治疗操作。④必要时可在肠镜检查前用阿托品0.5 mg肌肉注射,以减少患者肠痉挛等不适。对于精神过分紧张者用可在检查前用地西泮5~10 mg给患者肌肉注射或静脉注射,以使患者情绪稳定。

(2)操作方法。①检查肠镜及配件,注意检查光源、送气送水吸引装置以及操作部情况。②患者取左侧卧位,双腿向腹部屈曲。③操作者在检查前先给患者做直肠指检,了解有无肿瘤、狭窄、痔疮、肛裂等。助手将肠镜前端及镜身上涂抹适量的润滑剂,患者放松肛门括约肌,检查者右手示指按压镜头,使镜头滑入肛门,缓缓进镜。④循腔进镜,慢慢滑进,少量注气,适当钩拉,去弯取直,采用防襻、解襻等插镜技术逐段缓慢插入肠镜。注意抽吸缩短与取直乙状结肠及横结肠,在脾曲、肝曲处适当钩拉、旋镜,适当嘱患者做呼吸配合及体位调整。⑤助手配合检者以适当手法按压腹部,减少肠管弯曲及结襻。⑥镜前端到达回盲部时的标志为见到月牙形的阑尾孔及鱼口样的回盲瓣。此时,调整结肠镜头端角度,将其插入回盲瓣,观察检查末端回肠15~30 cm范围内的肠腔与黏膜的情况。⑦退镜时应上下左右观察肠壁全周,通过适量注气、抽气,逐段仔细观察,注意肠腔大小、肠壁及袋囊情况,对转弯部位或未见到结肠全周的肠段,要调整镜头角度及进镜深度,适当更换体位,重复观察。⑧对有价值的部位进行摄像、活检或取活组织做病理检查。⑨检查结束时尽量将肠腔内的气体抽除干净,以减轻患者的腹胀、腹痛等不适。检查完毕,对患者观察 15～30 分钟,如无不适方同意离开。⑩做息肉摘除、止血治疗者,治疗后进半流饮食,休息 3～4 天,根据情况适当应用抗生素。若有突发腹痛、出血等不适,应及时到医院治疗。

(3)诊断价值。肛瘘时做结肠镜检查的目的之一是排除克罗恩病和溃疡性结肠炎等手术禁忌证,检查时常可发现肛瘘的肠壁穿孔。结肠镜检查对于某些类型肛瘘的诊断和治疗决定是非常重要的。因为目前炎症性肠病的发病率不断增高,克罗恩病导致的肛瘘越来越多,而炎症性肠病患者的肛瘘可以先于肠道症状出现,很多患者都是在手术后创面长期不愈合,检查才发现有克罗恩病和溃疡性结肠炎等。克罗恩病患者的肛瘘多采用保守治疗或非根治性治疗,应避免手术治疗。术前做结肠镜检查有助于避免对克罗恩病等患者做手术治疗。综上所述,肛瘘的检查中有指诊、瘘管造影、超声波检查、MRI 和 CT、肛瘘镜检查等各种检查方法,各有其适应证和检查价值,准确率也各不相同。

(三)实验室检查

1.血常规

(1)血红蛋白、红细胞数:主要反映患者的贫血程度和贫血的性质,还可作为是否需要输血的依据之一。

(2)白细胞计数及分类:白细胞计数增多,表明机体对致病损害的防御增强,是大多数传染病和炎症过程的正常现象,如肛旁脓肿、细菌性痢疾、急慢性肠炎等;白细胞计数降低,常见于由氯霉素等药物或是 X 线放射物质引起。白细胞计数和分类的改变与病情转化的关系也非常密切。

(3)血小板计数及凝血时间:手术前常规检查是必不可少的,它对于鉴别出血性质有重要意义。

2.尿常规

尿常规包括尿量、比重、颜色、酸碱反应、尿蛋白、尿糖的检测和显微镜下检查等。大出血患者造成失血性休克,可根据尿量、尿比重变化来指导补液。

3.大便常规

大便常规包括肉眼观察大便外形、硬度、颜色、气味以及有无血液、显微镜检查及细菌学检查。如直肠肿瘤压迫肠腔,可使粪便变为扁平状、变细,且伴有暗红色血液或者黏血便。急慢性肠炎患者的粪便可见黏液或脓血,粪便上有鲜血或是排便滴血,色鲜红者,多考虑内痔或是肛裂等。

4.生化及传染病检查

(1)生化检查:主要包括肝、肾、心脏、胰腺等器官检查,如肝功、血糖、尿糖、肌酐等检查,对辅助治疗有很大的意义,其中要重视对患者血糖的监测。

(2)传染病四项:乙型肝炎病毒表面抗原、丙型肝炎病毒抗体、抗艾滋病抗体及梅毒螺旋体抗体四项检测。

5.病理组织学检查

为明确瘘管的病因和性质,对可疑病理或病史在5年以上者,在术前,术中或术后取活检组织进行病理检查,可疑确定肛瘘有无癌变,是否为结核性等。若一次检查为阴性或不能确诊,可多次取活组织检查。但需注意如何取得正确的标本:所取标本应包括瘘管壁及管壁相连之组织,或特异变化之组织。活组织病理切片检查对早期可疑病变和其他两性病变的区别很有价值。取活组织的方法有以下几点。

(1)钳取法:适于高位病变。通过乙状结肠镜、纤维结肠镜,用活检钳在病变组织内或与健康组织交界部位钳取,如肿瘤、息肉、溃疡等。

(2)切取法:适用于肛管及肛周病变,直接用刀,剪切取病变组织,如瘘管壁、脓肿壁、痔、乳头。肿物、息肉亦可全部切除后送检。

(3)刮匙法:适用于指诊所及范围内的溃疡肿物,用锐匙随指进入病变部位刮取组织。

6.其他特殊检查

除上述检查之外,如果全身出现其他症状如腹痛、腹泻、发热、潮热、盗汗及消瘦等症状时,需做其他特殊检查。

(1)C反应蛋白:正常参考值为$800 \sim 8\,000\ \mu g/L$(免疫扩散或浊度法)。临床意义:作为急性时相反应的一个极灵敏的指标,正常情况下含量极微量,在急性创伤和感染时期血浓度急剧升高,并不适用于单一疾病的诊断。它的临床价值主要在于组织损伤的筛检和检测,应用在判断患者是否发炎及判断发炎性疾病复发的可能性。

(2)超敏C反应蛋白:与C反应蛋白并不是两种蛋白,只是从灵敏度上区别,超敏C反应蛋白临床试验采用了超敏感检测技术,能准确地检测低浓度C反应蛋白,提高了试验的灵敏度和准确度,是区分低水平炎症状态的灵敏指标,最低检测限达$0.1\ mg/L$,临床意义同C反应蛋白。超敏C反应蛋白的临床指导作用主要表现在对心血管疾病、新生儿细菌感染、肾移植等方面。

（3）红细胞沉降率。①参考值。＜50岁：男性0～15 mm/h，女性0～20 mm/h。＞50岁：男性0～20 mm/h，女性0～30 mm/h。＞85岁：男性0～30 mm/h，女性0～42 mm/h，儿童：0～10 mm/h。②临床意义：红细胞沉降率加快，生理性红细胞沉降率加快可见于妇女月经期、妊娠期、老年人特别是60岁以上的高龄者，多因纤维蛋白原的增高而致红细胞沉降率增快。病理情况中可见于各种炎症（急、慢性炎症，如结核、结缔组织病、风湿热等）。组织损伤和坏死，也可短期增加。多种高球蛋白血症均可见红细胞沉降率增快，如系统性红斑狼疮、多发性骨髓病、巨球蛋白血症、肝硬化、慢性肾炎等。在贫血、高胆固醇血症时也可出现红细胞沉降率增快。因而，红细胞沉降率增快，病因复杂，无特异性。红细胞沉降率减慢，可见于真性红细胞增多症。

目前在肛瘘的检查中，尚无一种检查检查方法具有绝对的优越性，可以100%正确诊断肛瘘。对肛瘘的检查，需要根据肛瘘的不同类型，选择或综合使用各种不同的检查方法，以提高诊断准确性并全面掌握肛瘘的形态特征等。在肛瘘诊断过程中，常需要灵活使用1～2种甚至多种方法，才能准确、全面地诊断肛瘘。对低位肛瘘、括约肌间肛瘘等简单肛瘘的诊断可通过常规的肛门视诊、指诊常常可以确诊，必要时做腔内超声检查，通常没有必要做MRI、CT等检查。但对于括约肌外瘘或经括约肌瘘等高位复杂性肛瘘，由于瘘管涉及周围组织较多，且内口位置高、分支较多，此时指诊及腔内超声检查等由于本身的局限性往往难以全面了解肛瘘的走向和括约肌的关系，MRI检查由于对深部组织也能很好地显示，对于高位的肛瘘做MRI检查很有必要。

三、肛门直肠功能检测

(一)肛管直肠压力测定

消化道的运动常伴有压力的变化。测压是对消化道正常或异常运动的压力变化进行探测和记录，并通过图形识别进行定量分析的技术。它有助于认识消化道动力机制、动力性疾病的起源，并协助提高临床诊断的准确性。理论上，测压技术可用于消化腔的任何部位，实际上由于技术条件的限制，多只用于消化道的两端。其中肛管直肠测压技术易于实施，发展尤为迅速，已形成一种兼有研究、临床诊断和指导治疗等作用的专门方法，在排便生理学和肛肠外科学研究中占有重要地位。肛管直肠测压是评价肛管括约肌张力、直肠顺应性和肛门直肠感觉及证实直肠肛门抑制反射完整性的客观方法。对控制排便这一复杂生理机制的研究很早已开始，一些重要的认识和发现多来自肛管直肠压力变化的研究。

肛管直肠测压现在被用于以下几方面:①肛管直肠生理功能的研究;②肛肠疾病的诊断和鉴别诊断;③肛肠疾病手术前、后肛管直肠控制排便功能的评价;作为治疗手段。

1.检查前准备

患者肠道准备:有学者认为应该在自然状态下测压,即测压前无需肠道准备,但是为保证测出的结果具有可重复性,需要统一一些测压条件,直肠内存在、不同量的大便会影响检测结果的有效性,尤其是影响直肠的感受阈和最大耐受容量,故检查前还是应该行灌肠处理。为避免对肛管括约肌张力和运动形式造成影响,灌肠应至少在检查前2小时完成。出于同样的原因,如果要在同一天进行内镜检查,应在测压后进行。

医师应该向患者解释检查的目的和性质,强调肛门直肠测压是无痛苦的,以缓解其紧张情绪。如果使用水灌注系统,告诉患者在检查过程会有液体漏到臀部。此外,在激发直肠肛门抑制反射和检测感觉、容量和顺应性的过程中患者会有胀满感,可能会有便意。患者采取左侧卧位屈髋近90°的体位。检查过程中,不要让患者讲话过多,或者活动过多以免产生伪像。

2.测压用仪器设备

肛管直肠压力测定是通过压力感受器将直肠或肛管腔内的压力信号经过压力传感器转变成电信号,经过信号放大装置后,经计算机对数据进行处理后显示和分析。测压仪一般由三个部分构成:压力感受器(测压探头)、压力传感器(换能装置)和记录装置。

(1)测压探头:按感受压力的器件不同分为充气式导管、充液式导管等。

充气式导管:由于空气的可压缩性会影响压力的准确传导,现已不用该方法测量。微传感器导管:测压装置直接安装在测压导管内,可以直接测量肛管局部的压力,不需要压-电转换,在理论上测定数值更加准确,但该导管直径较粗,对肛管生理有一定的影响;另外,微传感器导管价格昂贵,容易损坏,尚未广泛应用。

充液式导管分开放式与闭合式两种。闭合式导管:导管的顶端为直肠囊,通过直肠球囊内注入空气,测定对直肠充盈的感觉、直肠腔内压力和直肠顺应性。直肠球囊的近端约5 cm处有一个或两个较小的球囊,注水后用于肛管压力测定或分别测定肛管内括约肌和外括约肌的压力。闭合式导管使用方便,压力重复性好,肛管运动的细节显示清楚,但如果密闭不好,将影响测量准确性。此法测量的肛管压力实际上是一段而非一点的压力,故精确度较差。

(2)压力换能器:是一种能敏捷感受外界压力信号,并将其转换成易测到的量值(一般为电信号)装置。

(3)记录装置:结合探头导管数,一般采用多通道生理记录仪。也可将压力信号输入计算机,对信号进行自动分析、记录并打印结果。

(4)附属材料:润滑油、4 cm×4 cm 纱布、手套、60 mL 或 100 mL 注射器、治疗方巾、三通阀、便盆。

3.测定方法

根据所用导管不同,测压方法大体可分为三种:气囊或水囊法,水灌注法和固态非灌注导管法。

(1)气囊/水囊法:这种方法将水囊或气囊置于肛门或直肠内,并且通过细导管将水囊或气囊与转换器连接起来。将这种装置放入直肠内,里面的气囊被肛门内括约肌包绕,而外面较小的气囊被肛门外括约肌的表层纤维所环绕。向气囊内充气(激发直肠肛门抑制反射),导管会自动入位。随后,就可以测量平均静息压和收缩压,证实直肠肛门抑制反射的存在,评价直肠的敏感性和顺应性。

从理论上讲,这种方法可以分别测量肛门内括约肌和肛门外括约肌的压力,但是在实际测量中,由于这两部分肌肉的重叠而难以区分肛门内括约肌和肛门外括约肌的压力。此外,由于肛门内的压力受到肛管变形的部分影响,对于同一个患者来说,气囊大的探测器产生的压力要比气囊小的探测器产生的压力大,而且快速充盈气囊产生的压力要更大,空气是可压缩的,这也导致这种方法的测量结果比实际要低一些。该方法的优点是气囊/水囊放置好以后不需要再移动,因此一个人就能完成检查,无需助手。

(2)水灌注法是由 Arndorfer 及其同事创造,是目前应用最广泛的压力测定方法。这种方法利用肛门直肠和置入的导管之间的空腔来测量压力。向导管内持续灌注,直至整个肛管被水充满,结果水或是流入直肠壶腹,或是流出肛门,肛管被充满后继续灌注,克服最初阻力的压力被称作"流出压"。随着航管内压力的增高,流出压变成了需要克服阻塞的压力,这一信息通过非膨胀性毛细管传送至转换器,将压力转变成电信号,压力的变化在计算机上以曲线的图形形式表现出来。水灌注系统提供了大量有关肛门括约肌和直肠的可重复信息。其局限性在于患者要侧卧位,不适用于动态检查。

(3)固态非灌注导管法:非灌注转换器导管常包含三个或更多的压力管道。虽然不及灌注导管用途多样,但是导管的位置不受体位的影响,这样可以在患坐位时(最适合生理状态下)进行记录。此外,在患者活动时这些导管也可以同时记录动态信息。

4.操作步骤

(1)患者取左侧屈膝卧位,臀部垫吸水性尿布垫,将测压导管润滑后插入肛管约 6 cm。

(2)休息数分钟,以使患者适应导管;在此期间平衡压力(即调零),等待导管和直肠壁的小空腔内充满灌注液,并达到流出压。

(3)平衡后出现各种波形,显示了肛门内括约肌的周期性活动。以直肠和/或肛管内压作基线进行检测,检测过程中请注意超慢波和自发性慢波收缩或松弛是否同时存在,标记出患者移动、体位或交谈时所导致的误差。肛门括约肌静息压测定可以在此时或结束前患者最放松时进行,采用拉出测定法,每隔 1 cm 分别测定距肛缘 1~6 cm 各点的压力。肛管静息压为安静状态下肛管内各点的压力。

慢波:最常见,频率波动为 10~20 周/分,幅度超过生理基线的 2.0 kPa,最常出现于括约肌近端和最大平均静息压区域之间的范围内。这些波形的临床意义不清。

超慢波:是第二种最常记录到的波形,频率为 0.5~1.5 周/分,波幅很高(最高达 13.3 kPa)。可见于肛瘘、痔或原发性肛门括约肌高张力的患者,最大平均静息压的区域更常见。

中间波:为最少见的波形,频率为 4~8 周/分,常见于神经源性肛门失禁或回肠贮袋肛门吻合术的患者。

(4)压力平衡后要求患者极力地收缩肛门,然后休息一段时间,再极力推进。随着导管继续向尾端移动,每隔 1 cm 在其他 5 个位置上重复测量。因此,可以测量整个肛管在休息和收缩时的压力,也可以计算高压区的平均休息压和收缩压。压力比平均最大收缩压高 50% 的区域称为"高压区",同样高压区的定义也可为:至少 50% 的压力管道到尾端压力升高 2.7 kPa、到头端压力下降 2.7 kPa 的区域。

(5)如需观察腹压升高引起的外括约肌反射性收缩,让患者做 1~2 次咳嗽,每次间隔 20 秒以上。

(6)导管重新插入距肛缘 2 cm 的位置,用至少 2~3 秒的时间向乳胶气囊内充气 40 mL,持续充盈约 20 秒,以诱发肛门直肠抑制反射。下部直肠和上段肛管对扩张产生反应,内括约肌舒张后外括约肌收缩。如果没有诱发反射,有必要增加充气量重复检查。有些患者,尤其是神经源性肛门失禁、肛门感觉减退或巨结肠的患者,可能只对更大容量的扩张产生反应。抽出气体,重新充气 50 mL 或 60 mL,直至出现反射。如果仍没有诱发反射,导管插入至 3 cm 的位置,重复操作。

(7)然后将导管插入距肛缘 6 cm 的位置,气囊放在直肠壶腹,以大约 1 mL/s 的速度缓慢注入与机体核心温度相同温度的水。患者第一次有感觉时的体积被称为最小感受容积,记录此时气囊内的平均压。然后继续充盈气囊,直至达到最大耐受容积,再一次记录气囊内压。利用这些数值,计算直肠的顺应性。因此,气囊体积大而直肠压力升高幅度小,则认为直肠顺应性好。

测量顺应性不是诊断性实验,而是对评价肛门直肠疾病病理生理的其他检查方法的补充。通过测量顺应性,可以确定肛门失禁是由于缺乏直肠储存能量造成的,还是由于括约肌张力消失造成的,因此,这种检查对直肠炎和肛门失禁患者具有特殊意义。同样,便秘患者的顺应性可能异常升高。这反映了适应过度,这种感觉导致排便梗阻。

(8)肛管向量容积分析:可检测到肛门括约肌压力的三维立体构象,从而得知肛门括约肌压力有无缺损及不对称。检查时需用专用导管,导管上有 6~8 个压力通道,位于同一平面呈放射状排列,即所谓“向量容积导管”。检测方法可用定点牵拉法或快速牵拉法。

5.常用检查指标

肛管静息压、括约肌功能长度(肛管高压带区)、肛管最大收缩压、肛管模拟排便迟缓反射、直肠肛管收缩反射、直肠肛管抑制反射、肛管舒张压、直肠感觉阈值、直肠最大耐受量和直肠顺应性等。

(1)肛管静息压:为受检者在安静侧卧状态下测得的肛缘上 1~2 cm 肛管压力的最大值。肛管静息压主要由内括约肌张力收缩所产生,约占静息压的 80%,其余来自肛管外括约肌的静息压。在正常人群中,肛管静息压有直肠一侧向肛缘侧呈递增变化,最大肛管静息压在肛缘上 1~2 cm,使肛管形成上宽下尖的倒锥形,对维持肛门自制具有重要意义。

在正常人群中肛管静息压的变化范围较大,且有一定的年龄和性别差异。此外,各实验室采用的测定系统和测定方法不同,测定值也有较大差异,大部分实验室的正常肛管静息压为 4.0~9.3 kPa。

(2)肛管高压带:将测压导管插入肛门 10 cm,然后将导管匀速拖出(1 cm/s),记录仪将描记一条山峰样曲线,然后嘱患者模拟排便、收缩动作,并测量这两种情况下肛管功能长度。计算方法为:所测定的肛管压力大于最大静息压的一半或大于 2.7 kPa,静息状态下相当于肛管内括约肌长度。正常男性为(2.5±0.59)cm,正常女性为 2~3 cm。

(3)肛管最大收缩压:受检者用力收缩肛门时测得的最大肛管压力,主要由肛管外括约肌和耻骨直肠肌收缩产生,是维持肛门自制功能,尤其是应激状态下肛门自制的主要因素。当肛管收缩时,肛管内部压力较低,向下递增,距肛缘 2 cm 处压力最高,在接近肛缘处迅速下降,提示肛管外括约肌和耻骨直肠肌在肛管收缩压的维持中发挥主导作用。正常情况下肛管最大收缩压是肛管最大静息压的 2~3 倍,随年龄增大逐渐降低。

(4)肛管模拟排便弛缓反射:嘱受检者模拟排便动作,随着直肠压升高,肛管压明显下降,形成有效压力梯度。耻骨直肠肌、外括约肌属横纹肌,在模拟排便时能随意弛缓,从而使肛管压力下降。

(5)直肠肛管收缩反射:向直肠内快速注气,肛管压力突然升高,持续 1~2 秒后下降。这是外括约肌对直肠扩张刺激的应答性收缩,在一定程度上反映了外括约肌的自制功能。

(6)直肠肛管抑制反射:扩张直肠时,肛管内括约肌反射性松弛,肛管压力曲线自静息压水平迅速下降,持续一段时间后压力缓慢回升至静息压水平。诱发这一抑制反射的最小注气量为直肠肛管抑制反射容量,通常与直肠初始感觉容量相近,正常人在 10~30 mL。目前多认为该反射的"中枢"部分是肠壁肌间神经节细胞。

该反射有两个特性:一是"容量依赖性",即在一定范围内,扩张直肠容量越大,肛管压力下降越多;另一特性是"速度依赖性",即在扩张容量相同的情况下,快速扩张直肠所致肛管压力下降多,而缓慢扩张引起的肛管压力下降少。当直肠扩张达到一定程度时,肛管内括约肌的收缩可以被完全抑制。肛管压力降低到直线水平,并持续 1 分钟以上不能恢复至原水平,需待直肠气囊中气体排空才能恢复压力。通常将此容量称为直肠肛管反射完全抑制容量,与最大耐受量相近。

(7)直肠感觉功能:以恒定速度向直肠气囊内注入空气,检查受检者对直肠在不同程度充盈时的感觉阈值,其中包括直肠初始阈值、直肠便意感觉容量,直肠最大耐受容量。

检查结果除了在个体之间存在比较大的差异外,还受其他一些因素的影响,其中包括受检者对各种感觉的理解和检查配合能力,以及空气注入速度,因此要求在检查前详尽而耐心地向受检者解释该检查的方法和过程。一般情况下注入速度越快,越容易诱发受检者对直肠内物体的感觉,使感觉阈值下降;反之,阈值增高。因此,各式检查需确定空气注入速度标准,全部采用电脑控制压气泵,使所得结果具有可比性。

直肠感觉测定气体注入有持续注入法和间断出入法两种,前者按一定速度持续缓慢地向直肠球囊内注入空气,在注入的同时询问受检者的感觉,并作出相应记录。后者按照一定的容积间断性地向直肠腔内注入空气。注入的容积一般按 10 mL、20 mL、30 mL、40 mL、50 mL、80 mL、110 mL、140 mL、170 mL、300 mL、230 mL、260 mL、290 mL、320 mL、350 mL 递增,同时询问受检者的感觉。排空球囊后,休息 3 分钟再次注入,一次完成检查。①直肠初始阈值:为受检者首次感觉直肠内有物体存在时注入空气的体积。此时若停止注入,让受检者休息片刻,直肠内有物体的感觉消失。正常人为 10～30 mL。②直肠便意感觉容量:继续注入气体,受检者有排便感时注入的气体。该结果个体差异很大,与受检者的配合有较大的关系。便意容量一般为 50～80 mL。③直肠最大耐受容量:为受检者所能耐受的直肠注入气体的最大体积。正常人群一般为 100～320 mL。

直肠最大耐受容积与气体的注入速度有很大的关系:注入速度越快,测得的数值越小;反之越大。

(8)直肠顺应性:指引起直肠壁张力单位升高所需注入的空气体积,反映直肠壁的弹性情况。顺应性越大,提示直肠壁的弹性也越好;反之,提示直肠壁的弹性越小。在直肠内有相同容量的内容物时,一般情况下直肠顺应性越大,便意越轻,反之便意越强烈。直肠顺应性是通过向直肠球囊内注气的同时测定球囊内压力获得。计算方法为:(直肠最大耐受容量-直肠初始阈值)(直肠最大耐受容量压力值-直肠初始阈值压力值)。正常参考值为 3～6 mL/mmHg。

6.肛管直肠测压的临床意义

(1)肛管括约肌损伤:肛管内括约肌、耻骨直肠肌、肛管外括约肌断离(如肛瘘手术、会阴部外伤、分娩时会阴部撕裂等原因),使肛管不能保持有效的压力阻止粪便排出。肛管内括约肌损伤主要表现为肛管静息压下降,肛管功能长度缩短,直肠肛管抑制反射减弱;肛管外括约肌损伤则以肛管最大收缩压明显降低为主。有学者的研究报道,肛管直肠测压在肛门外伤或手术后有局部的肛周括约肌损伤时对损伤部位的定位诊断有明确意义,对手术切口的选择有指导意义。

(2)神经源性大便失禁:由于支配肛管括约肌的神经发生了病变或肛管括约肌萎缩,导致肛管不能保持有效的张力,表现为肛管静息压和最大收缩压均明显下降、肛管功能长度缩短、直肠肛管抑制反射减弱等。

(3)肛接术前术后功能评价:肛管直肠压力测定在评价肛瘘患者术前术后肛管直肠功能有重要的意义,尤其是病程较长的高位复杂性肛瘘。由于长期慢性炎症刺激,患者常表现为排便困难。肛管直肠压力测定显示:肛管静息压正常,肛管直肠抑制反射减弱,肛管最大收缩压正常,排便迟缓反射,直肠肛管压力梯度不能逆转,肛管压力明显上升。肛瘘等炎症组织清除后,症状将得到改善。预测术后患者的控便情况,帮助术者和患者对术式进行选择。如果术前肛管静息压和最大收缩压明显降低、肛管高压带明显缩短,提示肛管括约肌功能下降;或者直肠感觉阈值、直肠最大耐受容量和直肠顺应性明显降低,术后出现肛门失禁的可能性大,患者和术者应做好充分的思想准备,慎重选择术式。

(二)排粪造影

排粪造影亦称动态性或排空性直肠造影,是将模拟的粪便灌入直肠乙状结肠内,在放射线下动态观察排便过程中肛门、直肠及其周围结构的形态变化和解剖异常,从而发现在静态观察下难以发现的病变,为临床诊治肛门直肠及盆底疾病等提供其他方法所不能提供的证据。排粪造影实际上是一种钡剂灌肠检查,属传统 X 线检查范畴。普通钡剂灌肠检查虽能提供肛直肠盆底的静态解变化,但不能显示它们在排粪过程中的表现。

当前,大多数胃肠学家和肛肠外科医师已把它当作肛直肠盆底功能的常规影像学检查而广泛应用。

1.检查前准备

(1)患者的准备:检查当日先行清洁灌肠,目的是将降乙交界以下直肠内粪便彻底清除。检查前晚 8 点冲服番泻叶 9～15 g 清除积粪。检查当天早上禁食、禁水。

(2)造影剂选择。①钡液:80％的硫酸钡 300～400 mL,加入少量的轻甲纤维素钠,以普通灌肠器灌入直肠。②钡糊:硫酸钡粉 150 g、淀粉 100 g、水 500 mL,边搅拌边加热成糊状,冷却后用 100 mL 的注射器注入直肠,注入量 300 mL 左右。

以上两种造影剂的优缺点:钡液法灌注容易,肠黏膜显示清晰;缺点是因为液体流动,钡液易流向结肠近端,而致直肠内钡剂少,无便意感,摄片难以反应排粪困难的真实情况。钡糊法的优点是不易流动,扩张直肠及便意感好,能较好地反应排粪困难的真实情况;缺点是注入直肠较为麻烦。

2.检查设备

专用马桶:排粪造影的坐桶很重要,是取得优质影像的关键。桶壁要求与臀部组织的透 X 线性相近,桶身需能升降旋转,以便从不同角度观察和完成不同高度患者的拍摄,能够解决排出物的收集和卫生等问题。

3.操作步骤

患者先取左侧卧位,检查前先行钡剂灌肠,一般灌至降结肠,需钡剂 300~400 mL,拔肛管时在肛门口涂少许钡剂,以示其位置作为检查的界标。患者坐在排粪桶上,调整高度时左右股骨重合,显示耻骨联合,即在躯干与下肢(大腿)呈钝角的情况下,分别摄取静坐、提肛、力排时及排空后的直肠侧位片,同时将整个过程记录下来。力排时包括开始用力时充盈相和最大用力黏膜相。

4.测量项目及参考值

(1)肛直角:即是直肠远端后壁的切线与肛管中央轴线的夹角。正常人静息下肛直角为 $101.9°\pm16.4°$,提肛时缩小,排粪时增大为 $120.2°\pm16.7°$。提肛和排粪时肛直角可相差 $50°$ 以上。肛直角反应盆底肌群主要是耻骨直肠肌的活动情况,对诊断盆底痉挛综合征、耻骨直肠肌肥厚症和肛周瘢痕等有用,对肛直肠成形术后功能的评价也有意义。

(2)耻尾线肛上距:耻尾线为耻骨联合下缘至尾骨尖的连线,它基本相当于盆底的位置。肛管上部即肛管直肠结合部,正常平静时刚巧位于耻尾线下缘 1 cm 左右。肛上距为肛管上部中点至耻尾线的垂直距离。该点在耻尾线以上为负值,以下为正值其数值反应会阴是否下降。正常男性:静坐为 (11.7 ± 9.1) mm;力排为 (23 ± 13.6) mm。女性:静坐为 (15.0 ± 10.02) mm;力排为 (32.8 ± 13.3) mm。正常人肛上距力排比静坐明显增大,女性明显大于男性。而且,年龄越大,肛上距越大;经产妇产次愈多,肛上距越大。经产妇放宽至 $\leqslant35$ mm。

(3)乙耻距和小耻距:乙耻距和小耻距即耻尾线乙状结肠距和耻尾线的小肠距,分别为乙状结肠或小肠最下曲的下缘与耻尾线的垂直距离。同肛上距一样,上为负下为正,其数值反应内脏是否下垂。

(4)肛管长度:为肛管上部中点至肛缘的距离。力排时正常男性大于女性,男:(37.67 ± 5.47) mm,女:(34.33 ± 4.19) mm。

(5)骶直间距:为直肠后缘至骶骨前缘的距离,分别测量骶 2、骶 3、骶 4、骶尾关节和尾骨尖 5 个位置。正常应小于 10 mm;20 mm 以上应考虑为异常。

一般排粪造影正常所见:排出顺畅,往往 10 秒左右即大部分排出。所摄照片观察力排与静坐比较:肛直角增大,应大于 90°;肛上距增大,但不应超过 30 mm(经产妇不应超过 35 mm);肛管开大;直肠大部或近于全排空,显示粗细均匀 1～2 mm 的黏膜皱;耻骨直肠压迹消失;乙(小)耻距增大,但仍为负值。

5.排粪造影检查的临床意义

(1)直肠前突:直肠远端前壁向阴道方向突出呈疝囊状者,称直肠前突。有学者将直肠前膨出分为三度:直肠向前膨出 6～15 mm 为Ⅰ度(轻度);15～30 mm 为Ⅱ度(中度);大于 31 mm 为Ⅲ度(重度)。实际上有直肠前膨出达 20 mm 而无排便困难者,主要看疝囊口的大小。疝囊口小,粪便进入后不易排出,排粪困难症状就重,反之就轻或无排粪困难。真正具有病理意义的直肠前膨出必须具备:开口小、纵深、排粪终末钡剂滞留三大特征,并以患者有用手指或者其他物品填塞阴道压迫后壁方能排便的病史为重要的参考依据。

(2)耻骨直肠肌肥厚症:也是便秘的主要原因之一,病因尚不确定。其排粪造影表现有:肛直角变小,肛管变长,排钡很少或不排,且出现"搁架征"。该征是指肛管直肠结合部向上方在静坐、力排时均平直不变或少变,状如搁板。它对耻骨直肠肌肥厚症有重要的诊断价值,同时可作为与耻骨直肠肌失弛缓/痉挛症的鉴别要点。

(3)内脏下垂:盆腔脏器如小肠、乙状结肠和子宫等的下缘下垂在耻尾线以下者即为内脏下垂。

(三)盆底肌电图检查

肌电图检查是通过记录肌肉的生物电活动,借此判断神经肌肉功能变化的一种检测方法。随着骨骼肌收缩而产生的动作电位经放大而被记录下来的曲线称之为肌电图。由大脑皮质运动区神经细胞所发出的冲动,通过皮质脊髓束传到脊髓前角细胞。由前角细胞兴奋而引起的冲动沿神经纤维到达末梢,后者去极化释放乙酰胆碱,和肌细胞膜表面的受体相结合,这种递质-受体复合物改变了肌细胞的通透性,使细胞膜去极化而产生终板电位。当终板电位到达一定的阈值时,终板临近的肌膜发生去极化,触发一个动作电位,此电位沿着肌纤维传播,通过兴奋与收缩耦联,导致该运动神经支配的肌肉收缩。正常肌电图即是这些肌纤维动作电位的综合,是这些肌纤维的电场在空间和时程上的总和。盆底肌的神经支配分上下两级运动神经元,上运动神经元指从大脑皮质运动区到脊髓前角细胞的神经通路;下运动元是指脊髓前角细胞到肌肉的神经通路。

1.仪器设备

仪器设备包括记录电极、放大器、示波器、扬声器、刺激器等。所有电极有表面电极(皮肤表面电极、肛塞电极),单极同心针电极,双极同心针电极,单纤维肌电电极。

(1)表面电极:分为皮肤表面电极和肛塞型电极两种。皮肤表面电极多为 0.5～1.0 cm 大小,分方形或圆形呈片状,置于肛周皮肤,记录肌肉收缩时的动作电位,但不适宜深部肌肉动作电位的测定。肛塞型电极可直接插入肛管,记录肛门外括约肌的电信号。

(2)单极同心针电极:为针管内装有一根用环氧树脂绝缘的铂丝而制成,针管作为参考电极。这种电极引导面积较小,约为由几个运动单位参与组成的一个小区域的一部分。其引导的波形单一,干扰小,振幅大。需刺入待测肌肉内检测。

(3)双极同心针电极:针管内装有两根互相绝缘的铂丝,其引导面积小,适合于单个运动单位电位引导。由其测出的运动单位电位时程较单极同心针测出者短,也易引出多相电位。

(4)单纤维肌电电极:外径较常规同心针电极稍小,内装 14 根互相绝缘的、直径为 25 μm 的铂丝。其引导面积甚小,在正常肌肉内,一次仅可引出 1～2 条肌纤维的动作电位。

2.检查方法

(1)患者取左侧卧位,暴露臀部显示臀沟,消毒皮肤,铺无菌单,检查中需做排便、收缩等动作,检查前应让患者练习掌握。注意检查间室温和私密性。

(2)通常左手戴手套,液状石蜡润滑,示指轻轻插入直肠。另一手将同心电极由臀沟尾骨尖刺入皮肤,向耻骨联合上缘方向进针,进针点消毒,再根据需要在左手示指引导下定位,进针 1.0～1.5 cm 可至肛门外括约肌浅层,进针 1.5～2.5 cm 至内括约肌,进针 3.0～3.5 cm 可至耻骨直肠肌。进针后休息 3 分钟,以待电活动恢复正常后再开始检查。

(3)检测肌肉:主要检测耻骨直肠肌、外括约肌等盆底横纹肌。检查者左手示指进入肛管后,指腹触摸肛管直肠环,从后正中线肛缘与尾骨尖连线上的适当位置进针,向肛直环的后方游离缘方向前进,针尖可直达黏膜下,后退少许,针尖扎入肛直环的上内缘部分,即为耻骨直肠肌。调整针尖位置,直至获得十分清脆的肌音如机枪射击声。外括约肌一般检测其浅部,将针退至皮下,指腹指向括约肌间沟上方及肛直环之间,使针尖位于该位置。

3.检查内容及临床意义

(1)静息状态的肌电活动:进针至所测肌肉,待肌电活动平稳开始观察。先观察有无病理波。正常盆底肌在安静时均呈低频率的连续电活动,每秒折返数为 18.7 ± 9.7,电压较低,平均振幅为 $(149\pm21.3)\mu V$。正锐波为一正相、尖形主峰向下的双相波,先为低波幅正相尖波,随后为一延长、振幅极小的负后电位,多不回到基线,总形状似 V 字,波形稳定。其参数为:波幅差异大,多为低波幅(一般为 $50\sim100\ \mu V$);时限一般为 $4\sim8$ 毫秒,可长达 $30\sim100$ 毫秒;波形为双相波,先为正相,后为负相;频率一般为每秒 $1\sim10$ 次。正锐波出现于失神经支配的肌肉。

(2)模拟排便时的肌电活动:在患者直肠中置入一个带导管的乳胶球,向球中注入温水,至患者出现便意为止。让患者做排便动作,观察有无肌电活动减少并记录。正常人排便时,每秒折返数下降至 9.3 ± 66.9,电压降至 $(51.5\pm16.7)\mu V$,或呈电静息。盆底横纹肌失弛缓症患者,模拟排便时肌电活动不但不减少,反而增加,称为反常电活动。该动作有时难以抓住时机,重复数次方能明确排便时肌电变化的真实情况。当检查结果为反常电活动时,应排除患者因环境不适合、精神紧张、针电极刺激与疼痛所致的假阳性。

(3)轻度收缩时的肌电活动:轻度收缩盆底肌时,可出现分开的单个运动单位电位。运动单位电位所反映的是单个脊髓前角细胞所支配肌纤维的综合电位,或亚运动单位的综合电位。其振幅为 $200\sim600\ \mu V$,由于电极与肌纤维间的距离不等,电压相差很大,盆底降低、缺氧可使电压降低;肌肉萎缩时,由于单位容积内肌纤维数量减少,电压可降低。运动单位电位的时程为 $5\sim7.5$ 毫秒,肌肉萎缩时可缩短。年龄增加,电位时程轻度增加。运动单位电位的波形正常情况下以单相、双相、三相者多见,双相及三相者占 80% 左右,超过四相者称为多相电位。神经或肌肉纤维病变时,多相电位增多,可达 20% 以上。神经部分受损后或神经开始恢复时,神经纤维中各束纤维受损程度不同,恢复的程度不一,使同一运动单位中神经传导速度和肌纤维收缩先后不同,亦可出现多相波。

(4)中度或最大收缩时的肌电活动:中度收缩盆底肌时,有多个运动单位电位参加活动。有些部位电活动较密集,难以分出单个运动单位电位,称之为混合相。最大收缩盆底肌时,几乎全部运动单位电位均参加收缩。由于参加放电的运动单位电位数量及频率增加,不同的电位相互干扰、重叠,无法分辨出单个运动单位电位,称为干扰型。行最大用力缩肛时,如无任何运动单位电位出现,便是外周神经完全损伤;如只能产生单个运动单位电位或混合相,往往见于脊髓前角细胞疾病或外周神经不完全损伤。

(5)大力收缩时的肌电活动:骨骼肌作最大收缩时,几乎全部运动单位参加收缩,由于参与放电的运动单位数量和每一运动单位电频率增加,不同的运动单位互相干扰、重叠,称为干扰相。其电位一般为 $600\sim1\,000\,\mu V$。最大收缩时只能产生单个运动单位电位,称为运动单位电位数量减少,见于前角细胞疾病或周围神经不完全性损伤。

4.盆底肌电图在肛瘘中的诊断价值

(1)判断盆底肌的功能活动状态,如盆底失弛缓综合征盆底肌的反常电活动。

(2)评定盆底功能失常的原因,如先天性或创伤性盆底肌肉缺损,肌电活动减弱或消失及病理性电活动。

(3)便秘和肛门失禁的生物反馈治疗。

第四节 鉴 别 诊 断

一、骶尾部疾病引起的瘘

(一)骶尾部畸胎瘤

畸胎瘤起源于潜在多功能的原始胚胎细胞,好发于骶尾部、纵隔.腹膜后以及卵巢、睾丸等部位,还散在于颅内、颈部、消化道等处。新生儿和婴儿多发。女性多于男性,发病率为(2~3)∶1。因为尾骨的 Henson 结是多能细胞集中的地区,所以骶尾部好发畸胎瘤。

1.临床特点

临床特点与患者年龄、肿瘤大小、类型、有否恶变、有否继发感染等有密切关系。

(1)骶尾部肿块:为显型和混合型的主要表现。出生时骶尾部即有向臀部生长的肿块,巨大的肿块常悬于两腿之间,引起难产,导致臀部不对称,有时将肛门向前下方推移,造成肛门外翻,黏膜显露,肛门松弛,引起牵引性大便失禁。肿块一般边界清楚,呈结节状,有坚硬的实质性部分,也有囊性部分。肿块可呈分叶状,表面皮肤常因受压而变薄,胀得发亮。如合并感染则有红肿、破溃,排出黄色液体、毛发等之后可形成窦道,排出脓液。

(2)排尿、排便困难:为隐型和混合型的主要表现。肿瘤压迫直肠、尿道可引起排尿、排便困难。粪便呈扁平状,尿线细、滴尿及尿潴留。

(3)伴发畸形:可合并运动系统畸形、泌尿系统畸形、神经系统畸形、消化系统畸形和心血管系统畸形,亦可合并脊柱裂、腭裂、隐睾等。

(4)直肠指诊:于骶骨前与直肠后间隙可触及肿块,可感觉肿块的硬度、范围大小、活动度等,但有时触不到肿块的上部。部分病例因瘤内有内分泌腺组织,可出现内分泌异常,如性早熟、过早出现月经阴毛及乳房发育。有继发感染时,伴疼痛发热,甚至被当作脓肿而切开引流,伤口长期不愈和而形成慢性窦道。个别病例可发展为脓毒血症,并因此而死亡。良性肿瘤生长慢,可到成人时仍未发现,甚至因影响分娩或产时流血始被发现。恶性变后,肿瘤生长迅速,并向周围组织浸润,很快出现肺、肝、骨骼及淋巴转移,全身情况恶化而导致死亡。

2.鉴别要点

本病是胚胎发育异常所致的先天性疾病。本病并发感染破溃后可形成尾骨前瘘或直肠内瘘。大型畸胎瘤可突出骶尾部,容易误诊。小型无症状的畸胎瘤可在直肠后方扪及平滑、有分叶的肿块。多无明面的外口及指诊肛内亦无明显内口,易与内盲瘘相混,X线摄片可见骶骨骨和直肠之间有肿块,内有不定性的散在钙化阴影,可见骨质和牙。影像学检查是重要的鉴别诊断手段,常可在影像学检查中或手术中发现瘤体内有牙齿、骨质等。手术中摘除的囊肿内常可见到毛发、牙齿等组织结构。

(二)藏毛窦

藏毛窦和藏毛囊肿又统称为藏毛疾病,是指发生在骶尾部臀间裂的软组织内的一种慢性窦道或囊肿,内藏毛发是其特征。由 Hodges 正式命名,男性多见,发生年龄在 17～25 岁。

1.临床特点

骶尾部藏毛窦患者以男性青壮年为主,静止期可无症状,或仅表现为局部轻微胀痛、不适,在骶尾部中线可见皮肤凹陷,有不规则小孔,直径 1～3 mm。典型表现为骶尾部急性腺肿或慢性分泌性窦道,局部可有急性炎症表现;周围皮肤红肿,常有瘢痕。其窦口多在臀沟处(中线位),窦道的走行方向多向头颅侧,很少向下朝向肛管。探针可探入 3～4 cm,有的可深入 10 cm,挤压时可排出稀淡臭液体。内藏毛发是其特点,但不是唯一标准。

体征:①部位与一般肛瘘不一样,骶尾部藏毛窦口多在臀沟中线凹处,开口指向中线凹处。②藏毛窦窦道走向多指向头侧,而普通肛瘘则向下通向肛门。③藏毛窦肛门内没有内口,而普通肛瘘多在肛管内探查到内口。④如在窦道内发现了毛发,则为诊断提供了有力的证据。

2.鉴别要点

本病多发生于肥胖多毛的 25 岁左右男性,表现为骶尾部反复红肿化脓,自行破溃,炎症消退后形成窦道,距肛管直肠较远,窦道总体走向趋于内侧,无内口,也可表现为骶尾部急性脓肿,穿破后形成慢性窦道,或暂时愈合,终又穿破,如此可反复发作。如果藏毛窦合并肛瘘时难鉴别,术后病理显示有毛发,骶尾部的局部放射学检查可鉴别。

(三)藏毛囊肿

藏毛囊肿感染发生急性脓肿,穿破后形成慢性窦道,或暂时愈合,终又穿破,如此可反复发作。囊肿内伴肉芽组织,纤维增生,常含一簇毛。虽在出生后可见此病,但多在青春期后 20～30 岁因毛发脂腺活动增加才出现症状。

1.临床特点

藏毛囊肿多位于骶尾正中,囊肿如无感染,常无任何症状,可见尾部肿物或隆起,较光滑,皮肤色质可正常或呈暗青色、棕色。多有毛发,较大囊肿可出现骨尾部不适或疼痛,碰撞后尤为明显。囊肿继发感染后,急性期可出现骨尾部红肿痛及全身不适,肿物增大明显,短时间内增大较快。经应用抗生素治疗后,部分症状消失,囊肿缩小,但多半自行破溃或需切开引流,即形成窦道,此时要注意与单纯潜毛窦区别。窦口可出现较多分泌物,污染内衣及出现局部瘙痒,窦口可由于暂时阻塞而症状消失,但可反复发作,逐渐加重。静止期,尾部可见不规则小孔,小者直径 1 mm,大者可达 1 cm,周围皮肤红肿变硬,常见瘢痕。严重感染可合并肛周、骶尾部蜂窝组织炎。小婴儿藏毛窦及囊肿并发症较少,可能与局部经常清洁、汗腺及毛囊不发达所致,随着年龄增大,20～30 岁时并发症较多。

(1)急性化脓性毛囊炎:小丘疹周围有明显红晕,后迅速变为小脓疱,如粟粒大小,不相融合,瘢痕壁薄,破后有少量脓性分泌物,数日后干燥结痂而愈。

(2)慢性非化脓性毛囊炎:毛囊部红色小丘疹周围有明显红晕,无化脓性改变,因长期反复发作,肛周病灶区皮色加深呈暗红色或暗褐色,皮肤变厚。

2.鉴别要点

本病静止期易与肛瘘相混,多位于骶尾正中,尾部可见不规则小孔,小者直径 1 mm,大者可达 1 cm,周围皮肤红肿变硬,常见瘢痕,直肠内无明显内口与之相通。

(四)骶尾部囊肿

骶尾部囊肿是一种先天性疾病，一般认为是因胚胎发育异常引起的。常见为表皮囊肿和皮样囊肿。

1.临床特点

骶尾部囊肿位于骶骨前直肠后间隙。囊肿呈单囊性、双囊性或多囊性，大者如鸡蛋，小的如蛋黄，腔内可有胶冻状黏液。多在 20～30 岁发病。无感染时常无症状，或有骶尾部轻度胀痛。若囊肿长大或继发感染，则可出现发热、局部红肿、疼痛等症状，溃破或切开引流后，可形成瘘管，但无内口。

2.鉴别要点

囊肿常有骶尾部肿痛，其瘘口多在臀中缝或附近，距肛缘较远而离尾骨尖较近，有上皮组织向瘘口内延伸，瘘口凹陷，不易闭合。若囊肿较大，直肠指诊时可发现骶前膨隆，可触到囊性肿物，表面光滑，界限清楚。探针检查可向骶骨前肛门后方深入，深者可达 10 cm。肠之间有囊腔，内有不定形的散在钙化阴影，可见骨质或牙齿。CT 或 MRI 检查可见骶尾部囊肿性病变，常有明显的囊壁与外膜。

(五)骶尾部占位伴感染

骶尾部的胚胎发育极为复杂，组织结构、来源多样，在生长发育过程中常导致肿瘤的发生。骶尾部肿瘤以先天性居多。

1.临床特点

骶前肿瘤的临床表现缺乏特征性，且位置隐蔽，容易误诊。从临床接触到的病例看，术后病理提示为皮样囊肿、表皮样囊肿、畸胎瘤、中肾管剩件囊肿、神经纤维瘤、腺瘤癌变，反映了疾病起源的多样性极复杂性。较大体积的骶尾部占位亦可以引起肛门坠胀，压迫直肠排便时使肛管直肠角不能增大而导致排便困难，压迫盆腔神经、膀胱造成会阴疼痛、排尿不畅。随着年龄的增长，囊肿增大，症状也日渐加重，骶尾部占位以肛内或骶尾部有分泌物流出为主诉，多由于囊肿自身或因误诊采取了错误、不彻底的治疗手段所导致，反复的感染导致瘘管的形成。

2.鉴别要点

对肛瘘患者进行常规影像学检查可以进行鉴别。

(六)骶尾部骨髓炎

骶尾部骨髓炎由骶骨骨髓炎造成骶骨与直肠之间的脓肿，脓液由尾骨附近穿破,形成瘘管。

1.临床特点

瘘口常在尾骨尖的两侧,并与尾骨尖平齐,有时有两个对称、距离相等的瘘口。探针可探入数厘米,瘘管与直肠平行,位于骶骨前凹内。瘘口与肛管之间无变硬组织另外,骶尾、髂、髋、耻骨结核形成寒性脓肿破溃后的瘘口,流脓清稀或呈米泔样,外口内陷,常有午后低热、夜间盗汗等结核病症状。

2.鉴别要点

盆底 MRI 检查是重要的鉴别诊断依据。

(七)骶髂骨骨结核

1.临床特点

骶、髂、髋、耻骨骨结核可以形成脓肿,脓液在臀部或会阴部或腹股沟穿破,形成瘘管,需要与肛瘘鉴别。骨结核发病缓慢,多无急性炎症表现,破溃后流清稀脓液,久不收口,疮口凹陷,瘘口距肛门较远,与直肠不通。常有低热、盗汗、纳差等结核病表现。

2.鉴别要点

CT 或骶尾部的 X 线检查能发现骶尾骨的骨质破坏等骨结核的表现。X 线检查可见病变骶骨骨质破坏,有时候骶骨骨结核病变小,容易被误诊为复杂性肛瘘。

二、肛周感染性疾病引起的瘘

(一)肛周坏死性筋膜炎

肛周坏死性筋膜炎是一种由多种细菌感染(包括需氧菌和厌氧菌)引起,同时伴有会阴、外生殖感染。临床上主要以皮肤、皮下组织及浅深筋膜的进行性坏死而肌肉正常为特征。任何年龄都可发病,好发于 32～57 岁,男女发病率之比为 1.4∶1,但以男性居多。

有学者建议将皮肤、皮下脂肪、浅筋膜和深筋膜的进行性坏疽统称为急性坏死性筋膜炎,这一名称正确地反映了此病的病理范围,故目前已被广泛采用。

该病起病急骤,发展迅速、凶险,局部组织广泛坏死,且极易扩展,如不早期诊断而延误治疗,毒素被大量吸收,感染极易发展到会阴部、腹部,危及全身,患者往往死于毒血症、败血症、呼吸衰竭、肾功能衰竭和多器官功能衰竭。尽管近年来广谱抗生素不断问世,细菌培养及敏感实验技术明显改进,但坏死性筋膜炎的病死率仍高达 30％～60％,故提高对本病的认识具有重要的临床意义。

1.临床特点

肛周坏死性筋膜炎发病急、进展快、范围广、病死率高。大多继发于腹部或会阴部创伤或手术后，有时也可发生于肢体轻微创伤后，均于外伤或术后 3～4 天发病。早期常为外阴部及肛周的不适或疼痛，伴有寒战、高热，体温高达41 ℃，个别患者神志懒、反应迟钝、不思饮食，有毒血症或脓毒血症等全身症状，可迅速引起中毒性休克。患处皮肤红肿、疼痛，之后由于局部末梢神经坏死致感觉减退或消失，似皮革样硬，无波动感，并常出现水疱和血疱，青紫褐黑、坏死，周围有广泛的潜行皮缘，皮肤苍白，有血性浆液渗出或浓液脓液、恶臭。需氧菌和厌氧菌混合感染的病例，压之有捻发感，皮下的捻发音在 $50\%～60\%$ 的患者中常可见到，这可与气性坏疽相鉴别，后者的特点为广泛性肌坏死。深部组织细菌培养或者血培养阳性。由于厌氧菌培养需要特殊条件，在基层医院或急诊情况下难以开展，影响其阳性率。术中切开发现皮下浅筋膜坏死广泛而肌肉正常，便可明确诊断。早期诊断还可进行病理检查，其特点是：皮肤、皮下脂肪、浅深筋膜凝固性坏死，周围组织呈非特异性炎细胞浸润，血管壁呈纤维蛋白样坏死。

2.鉴别要点

本病易与肛瘘伴感染相混，本病的局部及全身症状较重，甚至出现全身性败毒血症症状，实验室检查血象较高，术后组织病理学检查可鉴别。

(二)肛周化脓性汗腺炎

肛周化脓性汗腺炎是指肛门周围皮肤大汗腺反复感染化脓形成的慢性蜂窝组织炎样皮肤病，最终引起肛周、臀部、阴囊或骶尾部广泛复杂性窦道。由于炎症及脓液的反复刺激，病变部位皮肤变为褐色，部分组织瘢痕化。中医又称为"蜂窝瘘""串臀瘘"。发病原因是由肛周大汗腺腺管阻塞，反复感染所致。本病与体内激素失衡、细菌感染、局部潮湿及胚胎发育不良等因素有关。好发于身体肥胖多汗的 20～40 岁青壮年。大汗腺发育受雄性激素控制，故本病发病高峰与性活跃期一致，尤其吸烟、糖尿病、痤疮和肥胖者易患此病。本病因反复发作，若疏于治疗则有恶变倾向，恶变率为 3.2% 左右，因此主张尽早治疗。

1.临床特点

多发于青春期后，常发生于身体健康，皮肤油脂过多而有痤疮的青壮年。早期以局部肿胀疼痛、流脓为主，随着病情的发展逐渐皮肤增厚、变硬、色素沉着、暗紫色，瘘口处瘢痕多，臀部凹陷不平，晚期可出现消瘦贫血，并可发生内分泌及脂肪代谢紊乱。起初在肛周会阴部位、阴囊内皮下或是皮内单发或多发，大小不等，与汗腺毛囊分布一致的炎性索条状痛性硬结、脓包或是疖肿，高出皮肤，微红、肿胀,可成群出现或是与邻近小硬结连接成片。硬结化脓后自行破溃或是手术切开,流出稠厚、有臭气的分泌物,破溃处为瘘口,形成瘘管和溃疡,红肿疼痛,皮肤逐渐增厚、变硬、色素沉着、暗紫色。瘘口处瘢痕多,纤维收缩使皮肤凹陷,臀部凹陷不平,但是病变部位仅在皮下,不深入内括约肌。若脓液破入皮下,炎症向深部蔓延,可引起局部肿胀疼痛,皮肤广泛性坏死,可向周围扩大。扪及皮下硬结,有压痛,区域淋巴结肿大。瘘管形成后,挤压可有分泌物流出,其味恶臭。最后皮下硬化和瘢痕形成。

2.鉴别要点

化脓性大汗腺炎是一种皮肤及皮下组织的慢性炎性疾病。其病变范围较广泛,呈弥漫性或结节状,局部常隆起,皮肤常有许多窦道溃口,且有脓液。其区别主要点是化脓性汗腺炎病变在皮肤和皮下组织,窦道不与直肠相通。病变区皮肤色素沉着。管道深,内有肉芽组织,有肛周脓肿病史,常有肛窦原发感染内口。

(三)肛周放射菌病

放射菌病是一种慢性特异性炎症,由放射菌引起的慢性化脓性疾病。病变好发于面颈部及胸腹部,肛周的放射菌病比较罕见,以向周围组织扩散形成瘘管并排出带有硫磺样颗粒的脓液为特征。

1.临床特点

肉眼或取脓液染色检查,均可查见"硫黄颗粒"。破溃排脓后的炎症浸润灶,不久就在其周围又形成新的结节和脓肿,脓肿相互沟通,形成瘘管而转入慢性期,瘘管口有不整齐的肉芽组织。以后伴有化脓性感染时,还可急性发作,出现急性蜂窝织炎的症状,体温高达 38.5～39.0 ℃或以上。这种急性炎症与一般炎症不同,虽然切开排脓,炎症可有所好转,但放射菌病的局部板状硬肿胀不会完全消退。愈合后留下紫红色萎缩性瘢痕。

2.鉴别要点

诊断主要依靠临床表现及细菌学的检查,诊断必要时可做活体组织检查。

第五章

肛周脓肿及肛瘘的治疗

第一节 治疗原则

一、肛周脓肿的治疗原则

肛周脓肿的治疗通常先行脓肿切排术,待脓肿周围组织炎症消退,脓腔缩小。窦道周围组织粘连固定之后再行瘘管切开或切除术。对于肛周脓肿的治疗首先要考虑到肛门功能的保护,炎症期脓腔周围的组织尚未瘢痕化,没有粘连、固定,此时切开过多脓腔周围组织可致括约肌回缩,难以维持肛门形态及功能,同时可致肛门移位,所以不能单纯追求"除恶务净"而过多损伤肛门直肠周围组织致术后肛门功能受损,轻者肛门形态受损术后闭合不全致漏液、漏气,重者括约肌功能受损肛门失禁,排便不能控制。所以对于肛周脓肿的治疗原则上以引流为主,最大限度地保持肛管形态,减少括约肌的损伤。

二、肛瘘的治疗原则

肛瘘一旦形成,大多不能自愈,原则上必须通过手术治疗才能治愈。在治疗肛瘘时,必须遵循治疗原则,采取合理的技术方法才能达到较理想的临床疗效。肛瘘手术的原则如下。

(一)治愈肛瘘与保护肛门功能并重

肛瘘手术的目的是解除肛瘘带来的病痛与生活质量的降低,手术是治疗肛瘘的必要手段,但手术作为一种带有破坏性的手段,也必然造成一定程度的损伤,带来一定的痛苦。在治愈肛瘘的同时,最大限度地保护好肛门功能,是肛瘘手术治疗中一直要面对的课题。所谓治愈肛瘘与保护肛门功能并重,就是在手术中采取必要措施,既使肛瘘得到治愈,又能最大限度地保护好肛门功能。

治愈肛瘘与保护肛门功能并重,这是肛瘘手术中必须严格把握的最基本、最重要的原则。不然,即使肛瘘被治愈了,但如果肛门功能被严重破坏,甚至造成失禁,术后生活质量大幅度降低,那样的话,肛瘘手术的益处就被抵消,甚至术后痛苦较术前增大,那就得不偿失了。

肛瘘手术较严重的并发症和后遗症有肛门失禁、肛门狭窄、肛门畸形等,为了避免这些并发症和后遗症的发生,最大限度地保护好肛门功能,需要选择合适的手术方式和措施。在手术中最大限度保护好肛门内、外括约肌和肛门直肠部的组织结构,从而尽可能地减少和避免肛门失禁、肛管缺损等,提高术后生活质量。

国内外肛肠界围绕肛门括约肌的损伤与保留问题曾有过长期的争论。现代研究证明,影响肛门节制功能的重要因素有:肛管外括约肌的完整性、内括约肌反射的完整性、肛门局部上皮电生理感觉以及肛管缺损等。需要指出的是,肛瘘括约肌保留术式并非完全不破坏肛门括约肌的术式,也会多多少少造成肛门括约肌的损伤,只不过在理念和措施上尽力保护了肛门括约肌。

对于高位复杂性肛瘘、克罗恩病肛瘘、多次手术后复发而复发原因不明的肛瘘,在无法治愈或治愈率低或者不能保证肛门功能得到有效保护时,可以暂时不手术或永久不手术,以避免手术失败或造成创面长期不愈合、肛门失禁等不良预后。对于这些疑难复杂病例,可以采取扩创引流、药线引流、中药内服外敷治疗等方法,以达到缩小炎症范围、减少反复感染概率、保护肛门控便功能、减轻局部症状、改善患者生活质量的目的。这种“带瘘生存”也是肛瘘治疗中的一种合理的治疗选择和方法。这种做法被国内外普遍认同,目前在克罗恩病肛瘘和高位复杂性肛瘘的治疗中被广泛采用。

(二)对于内口与原发病灶的处理要干净彻底

绝大部分肛瘘源于肛门腺的感染,因此对于绝大部分肛瘘来说,彻底处理好内口与肌间原发病灶是治愈肛瘘的最基本、最必要的条件。如果内口处理与肌间原发脓肿处理不彻底就容易导致肛瘘复发。大部分复发的肛瘘都与内口或原发脓肿灶处理不得当、不彻底有关。

正确寻找到内口是处理内口的前提。对于内口的处理措施通常是切开或切除或结扎切除。原发脓肿灶是肛门腺感染后引起的最初的病灶,包括肛门腺管和在内、外括约肌间形成的肛门腺脓肿。

原发脓肿灶在指诊时表现为内口部黏膜下的硬结,在术中表现为括约肌间变硬的管壁或脓壁。对这些组织需要在手术时予以彻底切除,原则上不能残留。

(三)尽可能保护好肛门括约肌

由于肛瘘贯穿于肛门内、外括约肌中,或者走行于肛门内、外括约肌间,与肛门括约肌存在着密切关系。处理瘘管时,会或多或少地损伤肛门括约肌。因此,肛瘘中手术中必须尽可能保护好肛门括约肌。

所谓尽可能保护好肛门括约肌,就是在手术中对肛门括约肌能不切断就不切除,能少切断就少切断。这要求在肛瘘手术中必须遵循一定的原则,并采用一定的措施。

在肛瘘手术中,允许切开括约肌的范围为:①内括约肌下半部1～2处;②外括约肌皮下部1～3处;③外括约肌浅部1～2处;④外括约肌深部仅后方1处。在此范围内切开括约肌,一般不会导致严重的肛门失禁。

在肛门手术中,不可以切开括约肌的范围是:①内括约肌的全长;②3处以上的外括约肌浅部;③外括约肌深部(除了肛门后方);④全部的肛提肌。

切开内括约肌直到深部时,或在2～3处同时切开内括约肌时,因为内括约肌的持续闭合功能的作用消失,肛门就不能持续、完全地闭锁,虽然外括约肌有一定的代偿作用,但由于外括约肌容易疲劳,不可能持续地闭锁肛门,当其疲劳时就容易导致稀便和气体外溢,这是肛瘘术后肛门潮湿、溢液、内裤粪污的主要原因。

切断外括约肌对肛门功能的影响相对较肛提肌要小,但切得太深或多处切开时,也会导致肛门失禁。此外,在肛门侧方切开括约肌时,容易导致肛门变形。

肛提肌位于肛门最深处,具有从后方向前方持续而有力地闭锁肛门的作用,只要保留肛提肌就能保存肛门基本的括约功能,最起码能保持对固体粪便的控制。因此,除了肛管直肠环已经僵硬等极个别的情况,一般情况下,切断肛提肌就会导致肛门失禁。所以肛提肌原则上是不能一次性切断的,除非是肛管直肠环已经僵硬的情况下方能一次性切开肛提肌。

另一方面,肛门功能的完整性,除了与肛门括约肌有关外,与肛门部的软组织也有一定的关系,当肛瘘手术导致的肛管软组织缺损过大时,肛门也不可能完全紧闭。因此,肛瘘手术中也要注意尽可能地保护好肛管直肠部位的软组织。

(四)瘘管、外口及创面的处理

要适当肛瘘的瘘管、外口都需要加以适当的处置,才能保障创面顺利愈合。如果在术中处理不到位,肛瘘就很难顺利愈合。临床常见有虽然对原发病灶的处理正确,但因术中对瘘管、外口及创面的处理不到位,而导致肛瘘复发或部分复发者。

对于瘘管内的脓腐组织必须搔刮干净,对硬而厚的管壁必须予以全部或适当切除。外括约肌浅部及以下的瘘管一般采用切开或切除的方法。但前方及前侧方的瘘管,特别是在女性患者和前方括约肌特别薄弱的患者,在切开前方瘘管时仍要慎重,一般主张采用挂线勒割的方法处理。向上走行于外括约肌深部以上的括约肌间或括约肌中的瘘管,可以挂线勒开或挂线引流或置管引流。

创面的引流要充分而适当。肛瘘的创面大多采用开放引流的方法,肛门内的创面常为大便、黏液、渗出液等污染,又因为括约肌所束缚的影响,有时创面难以愈合。为了创面的引流,有必要将创面向肛门外延长,做成让创面表面的污物易于向肛门外流出的形态。引流创面的大小取决于创面的大小、深度、病灶在肛门内的行径。通常瘘管越深、行径越长,其引流创面必须越大、越长。

沿肛周环行的浅部瘘管如较长,为了保证管腔引流的通畅,必须在瘘管的中间每间隔 2~3 cm 做一处切开,相邻切口间予以松弛挂线引流。目前在肛瘘的治疗中常常采用袋形缝合术,对创面边缘加以处理,这样既有利于创面引流,也可缩小创面,有可能缩短创面愈合时间。对于外口,通常不论外口的数量多少,原则上都将其切除后形成开放创面敞开引流。

(五)肛瘘治疗方案的选择和个体化

没有一项技术适用于治疗所有肛瘘,肛瘘治疗方案一定要根据病因、解剖、病情轻重、是否有合并症以及外科医师的治疗经验来确定。应该权衡括约肌切断范围、治愈率和肛门功能损伤之间的利弊,制定合理的治疗方案。同时,对于一个具体的肛瘘病例,也应根据患者肛瘘的局部情况结合其身体状态、心理等制定针对性的治疗方案,即具体病例治疗方案的选择应在遵循总的原则下,也切合个体的特殊性。

(六)对于某些患者应采用非根治性的引流术或药物治疗

并非所有患者都适合做根治性手术治疗,有时采用非根治性的治疗或保守治疗缓解症状、控制病情发展,可能更有利于患者。保守治疗适合于下列患者:①有心、脑、肺、肝、肾等重要脏器疾病或有其他手术禁忌证。②克罗恩病和溃疡性结肠炎伴发的肛瘘。③肛瘘位置过高、走向过于复杂、手术失败率大于成功率的高位复杂性肛瘘。④肛瘘多次手术未治愈但肛门功能已经轻中度失禁,再次手术可能会导致肛门功能进一步低下甚至严重失禁。⑤患者要求保守治疗。

第二节　手术前准备

一、手术前一般准备

(一)检查

详细询问发病经过,做全身检查,尿常规检查,血常规检查,血细胞沉降率、出血和凝血时间检查 X 线胸部透视。高血压、糖尿病和严重营养不良应先治疗或得到控制,脱水和电解质紊乱应予矫正。直肠窥器检查确定病变情况和范围,有的需要做特殊检查。

(二)饮食

不常限制饮食,手术前日晚餐可给少渣饮食,或手术前 8 小时禁食。如在下午手术,早晨可给流质饮食。

(三)导泻

1.甘露醇

甘露醇是一种在肠腔中不被吸收的晶体溶液,进入肠腔中可以使肠腔消化液渗透压增高引起渗透性腹泻,将肠腔内容物排出体外,达到清洁肠道的作用。

如果患者排便次数每天超过 2 次或解稀便,一般口服甘露醇 500 mL 即可达到要求。若常有便秘或近几日粪便干结者,口服量可增加到 1 000 mL,必要时可再增加。绝大多数患者在服药后 30 分钟后便出现腹泻,腹泻 2~4 次后,肠道基本清洁。由于甘露醇在肠腔中不吸收,形成高渗作用,其导泻作用较强,患者常有腹胀、腹痛或不适感,一般不需特殊处理。如有脱水,患者需加服生理盐水。

2.番泻叶

番泻叶是一种中草药,其药理作用是在体内水解产生大黄素,大黄素刺激肠蠕动,从而引起腹泻。该药剂量大时,对肠壁的刺激作用很强,患者出现肠蠕动亢进,少数患者甚至出现较剧烈的疼痛。因此,番泻叶的剂量不宜过大,一般以 5 g 为宜,大多数患者服 5 g 番泻叶 4~7 小时后开始排便。番泻叶导泻的优点是价廉,护理简单,对患者影响小。

3.果导

果导属于酚酞类药物,可将水分吸入肠腔,同时刺激肠蠕动。果导导泻的效果缓慢,从服药到首次排便需要 13～16 小时。长期服用此药可产生耐药性,可加大剂量或顿服。只有少数患者在服药后第 3 天才开始腹泻。

(四)灌肠

手术前晚温水灌肠 1 次,以免直肠内存积粪便,妨碍手术;手术后第 1 次排便通畅,避免干硬粪块。有的排便正常患者,每天定时排便,手术前能自行排便,也可不用灌肠。常用以下几种灌肠方法。

1.温水灌肠

温水灌肠是常用的灌肠方法。用约 40 ℃的温水,如无温度计,可以手部试验,以不烫为度,不加药物。常用直肠管为 14～16 号软橡胶管,接连灌肠吊筒,筒内盛温水,胶管涂水溶性滑润剂,排出管内气体。患者平卧,将直肠管插入直肠,距肛门缘 6～7 cm,抬起吊筒高于肛门 30～90 cm,使水以缓慢均匀的速度流入直肠,一般流入 500～700 mL 后将管拔出。

2.盐水灌肠

即用大量生理盐水,反复分次灌洗,直到排出的液体清亮无粪渣为止。生理盐水灌肠可避免引起水中毒和电解质丢失。

3.碳酸氢钠灌肠

碳酸氢钠灌肠适用于肠内分泌物较多或直肠有刺激症状的患者。将碳酸氢钠 4 g 溶于 500 mL 水内灌肠,可减少肠内黏液,减轻里急后重。

4.油剂或液状石蜡灌肠

常用温花生油或温液状石蜡 60～100 mL,缓慢注入直肠,做保留灌肠,可减轻里急后重。

5.过氧化氢灌肠

直肠内粪便干硬,排出困难,可用 3％过氧化氯溶液 60 mL 溶于 500 mL 水内灌肠,可使于硬粪块变软,容易排出,但有时可引起出血性直肠炎。

6.磷酸二氢钠灌肠

磷酸二氢钠 16 g 和磷酸氢二钠 6 g 溶于 100 mL 水内灌肠,这种灌肠方法简单,作用也快,灌入后 5～10 分钟即能排便。

7.结肠灌洗

适用于粪便嵌塞,常用于肠功能不良,粪便排出不畅,结肠内存积大量粪便,发生肠梗阻症状,宜用结肠灌洗。将软橡胶管放入直肠接连三通管上,将盐水用低压缓慢灌入结肠,然后将盐水由三通管排出,再灌入盐水又排出。反复多次灌洗,使粪便逐渐排出,或过一段时间再反复灌洗可解除肠梗阻。

(五)皮肤准备

包括将肛门部、会阴部和骶尾部的毛完全剃去,会阴部和肛门部用肥皂水冲洗,有利于手术时消毒皮肤,便于手术后伤口的处理。肛门直肠脓肿疼痛的患者可在麻醉后或给止痛药后再准备皮肤。

(六)安眠药和镇痛药

手术前晚给安眠药1次,如地西泮5 mg,或异戊巴比妥钠0.2 g,使患者安睡,减少恐惧,手术前2小时再给1次。手术前0.5～1小时皮下注射哌替啶50～100 mg或吗啡8～10 mL。

(七)抗生素准备

细菌不仅存在于粪便中,还存在于肠黏膜和黏液,机械清洗法只能去除肠道中的粪便,但对黏附于肠道黏膜和黏液上的细菌却作用甚微。因此,在手术前的准备中抗生素的应用是必不可少的。应选择对厌氧菌和需氧菌有高度杀菌效能,作用迅速,防止致病菌的发生和生长,局部和全身毒性低的抗生素。抗需氧菌的有氨基糖苷类,如硫酸新霉素和硫酸卡那霉素、多西环素、头孢菌素、庆大霉素和环己烯胺。抗厌氧菌的有红霉素、甲硝唑、甲氧噻吩头孢菌素和多西环素。抗拟抗杆菌特别是脆性拟杆菌的有甲硝唑、甲氧噻吩头孢菌素、克林霉素、红霉素和氯霉素。

1.给药途径

给药途径有:经肠道给药如口服或经结肠造口注入;不经肠道的有静脉、肌内或皮下注射给药;局部给药是直接滴入手术伤口。

(1)口服:常合用2种抗生素,如新霉素和红霉素,甲硝唑和卡那霉素,庆大霉素或新霉素。口服肠道不吸收或吸收不好的抗生素,只在肠内有效用,细菌沾染时组织内抗生素达不到有效浓度,虽能减少伤口感染率,但不可靠。口服能吸收的抗生素,伤口感染明显减少。口服抗生素可发生抗药菌株,重复感染和假膜性结肠炎,氨基糖苷类抗生素可在短时期内出现葡萄球菌和大肠埃希菌的抗药菌株。

(2)肠外给药:当细菌沾染时组织内有抗生素,才能有预防感染效用。静脉或肌内注射抗生素,血、组织和腹膜内抗生素浓度高,防止手术时菌血症,抵抗伤口感染。抗生素到尿内,减少尿路感染。比口服效用好,也安全。如与口服合用效果更好。

(3)局部给药:手术时伤口滴入抗生素,减少感染,但效果不好。常用于口服不吸收抗生素,如氨苄西林。

2.给药时间和时期

给药时间应在沾染时组织内已有足够抗生素浓度,才能有最大效用。有3种给药方法。

(1)手术前给药:手术前24小时和60小时准备,结肠内需氧菌、厌氧菌和抗生素浓度无明显差别,因此,应在24小时或不到24小时短时间准备。给药时间愈长,出现抗药菌株和感染率愈高。手术前只用不吸收的抗生素,效果较差,口服能吸收的抗厌氧菌抗生素24小时准备是有效方法。

(2)手术期间给药:是手术开始前、手术中和手术完毕当日给药,即开始手术前注射1次,手术中注射1次,6～8小时再注射1次。

(3)手术后给药:手术前和手术期间给药,手术完成后继续给药24～48小时。如延长给药时期,不能改进效果。

3.抗生素效用和用法

抗生素效用和用法如下所述。

(1)新霉素:对多种革兰阳性和阴性菌有杀菌效能,能消除或减少需氧菌,也抑制厌氧菌。口服无毒性,少量由肠吸收。发生效用快,迅速抑制需氧菌,对厌氧菌效能较小。手术前口服,每次1 g,每4小时1次,连续24小时。负荷剂量手术前每小时1 g,连续4次,然后4～6小时1次,每次1 g,24小时。如延长给药,可出现抗药菌株。

(2)红霉素:对厌氧菌包括拟杆菌有明显抑制效能,常与新霉素合用。口服新霉素1 g,红霉素250～500 mg,每4小时1次,24小时结肠内需氧菌和厌氧菌平均数量是$(0.1～1.0)×10^4$,伤口感染率降至3%。

(3)卡那霉素:效用与新霉素相似,但不能抑制厌氧菌及拟杆菌生长,对粪内常见需氧葡萄球菌有效。口服吸收很少,静脉比口服安全,效用更好。

(4)甲硝唑:对脆性拟杆菌有杀菌效能,对常见的厌氧菌也有效用,对需氧菌无效用。由胃肠道吸收,扩散到各种组织。可口服或静脉注射,安全无毒性,无明显不良反应,患者耐受好,剂量较小。与抗需氧菌抗生素合用,不发生厌氧菌感染。手术前日服2日甲硝唑750 mg,每天3次;新霉素1 g,每天3次,1日,血内和结肠壁内浓度相同。或手术前日下午5时口服甲硝唑2 g,手术后下午1.5 g,每天1次,连续5日,无脆性拟杆菌感染。或手术前1小时甲硝唑500～1 000 mg溶于1 000 mL生理盐水静脉输注20～30分钟,然后间隔8小时500 mg输注2次,静脉给药迅速排入肠腔,药量比口服高。

(5)克林霉素:在肠内分布和排泄期快,黏膜浓度比血清内高。对黏膜病治疗和预防效果较好,但可引起假膜性结肠炎。

(6)头孢菌素:为抗需氧菌和厌氧菌的广谱抗生素,对革兰阳性球菌、阴性需氧杆菌和大部分厌氧菌包括脆性拟杆菌有效。毒性低,不良反应小,不出现耐药菌株。因半衰期短,应多次注射。可单独或与其他抗生素合用,短时间肠道准备,降低感染率,静脉注射比甲硝唑静脉注射效果好。

4.常用于肠道准备的口服抗生素和使用方法

常用于肠道准备的口服抗生素和使用方法如下所述。

(1)新霉素:每次 1.0 g,手术前一天,下午一点、两点和十一点口服。

(2)红霉素:每次 1.0 g,手术前一天,下午一点、两点和十一点口服。

(3)甲硝唑:每次 0.75 g,手术第 3 天起,每天 3 次,口服。

5.快速肠道准备时抗生素的使用

在未做肠道准备而必须行大肠手术时,采用不吸收的抗生素(以头孢菌素为佳),稀释 1%～2%浓度,取 100～200 mL 注入所需准备的肠腔,钳夹 20 分钟即可抑制或消灭肠腔内 90%以上的细菌。

6.肠外抗生素在围手术期中的应用

肠外抗生素在围手术期中的应用如下所述。

(1)肠外抗生素的选择:应该从药理学、微生物学、临床经验和价格四个方面综合考虑围手术期肠外抗生素的选择。目前认为理想的围手术期肠外抗生素选择应符合以下标准:①高效杀菌力;②抗菌谱广;③高度的组织渗透力;④维持组织内有效浓度时间长;⑤不良反应少;⑥良好的价格/效益比。

抗生素预防感染的效果主要取决于组织内有效药物浓度,这一浓度必须高于大多数可能污染手术野细菌的最低抑菌浓度。因此,在选择抗生素时首先要考虑药物在组织中的渗透能力(渗透指数)。几乎所有高渗透指数的抗生素,其血清蛋白结合力均较低,即半衰期短。这一药理现象,使绝大多数抗生素的入选受到限制。应在那些渗透指数高,而半衰期又长的抗生素中寻找适合作为肠外预防性用药的抗生素。

第三代头孢菌素对围手术期可能导致感染的大多数革兰阴性和革兰阳性病原菌均有良好的杀灭作用,并且毒性低。第三代头孢菌素中的头孢曲松组织中渗透力强(渗透指数为 93%),半衰期长(超过 8 小时),已经愈来愈多地用作围手术期主要的预防性用药。

(2)肠外抗生素的给药时间:围手术期抗生素用药时间是预防感染成功的关

键,给药时间不当将使组织处于感染危险性最大时而不能维持有效的杀菌浓度。抗生素预防用药的时间应该在污染可能发生前就使患者有关的组织达到足够的药物浓度,以阻止嗣后的细菌生长繁殖。显然手术结束、患者回病房后才给药不是最好的预防方法。实验和临床应用结果显示,肠外预防性抗生素的首次给药时间应以术前 2 小时为宜,亦可在麻醉开始前或患者进入手术室前给药。

围手术期肠外抗生素的应用时间应尽可能缩短,能覆盖感染危险期即可。一般认为右半结肠手术感染危险期为 12 小时,左半结肠手术的感染危险期为 24 小时。所给药的量和次数应根据抗生素的半衰期和在组织内维持有效药物浓度而定。由此可见,半衰期长、单次剂量即可覆盖感染危险期的抗生素,最适合于围手术期的应用,这也是近年来头孢曲松愈来愈多地被选择为预防用药的原因之一。头孢曲松除了有良好临床效果外,它还有以下优点:①无须重复给药,节省时间、人力或费用;②药物毒性小,不良反应少;③减少细菌耐药性与耐药菌株的产生。

二、手术前并发症准备

对于某些疾病的患者,如果不能正确估计和未能妥善处理手术前并发症,将大大增加手术危险性。

(一)心脏病

手术时可能因长时间麻醉而发生缺氧、二氧化碳潴留、酸中毒、血容量减少、周围血管阻力下降,均能抑制心脏功能,使有病的心脏更加不能耐受。手术时患者处于应激状态,儿茶酚胺大量分泌,而诱发心排出量下降,心肌供血不全,或诱发心律失常,使病情恶化。心脏病患者对术后并发症如肺不张、心肌缺血等的耐受性很低,易发生危险。因此术前必须充分估计。

1.高危患者

(1)术前 3 个月内曾得心肌梗死者。

(2)严重主动脉瓣狭窄,患者可骤然死亡。

(3)高度房室传到阻滞,心房率 70 次/分,心室率仅 30～40 次/分者病死率极高。

(4)心力衰竭未加控制者不能耐受手术和麻醉。

2.术前准备

(1)洋地黄的预防性应用:术前是否应用洋地黄类药物,取决于术前患者的心功能情况。此类药物的应用是期望术前心功能处于最佳状态,一般最好从小剂量开始,达到最佳维持量。

(2)心律失常的纠正:室性期前收缩频繁者可静脉滴注利多卡因,以 2 g 利多卡因加于 5%的葡萄糖内(1 000 mL),以 2 毫克/分钟的速度滴入。术前开始,术中维持。

(3)伴有较严重的心脏病患者:术前、术中、术后最好请内科医师协助监护。

(二)高血压病

高血压患者手术时容易出血,麻醉时血压波动不稳,术后可能骤然降低,容易发生脑血管意外。对于已有心脑肾损害者危险性极大,病死率很高。

高血压并发充血性心力衰竭者术前应积极处理。

(1)应用利尿剂。

(2)抗高血压药物、血管扩张剂、增强心肌收缩力的药物(如洋地黄)的应用。用抗高血压药物不宜过低的降压,最好合用利尿剂。原则是轻症者限制食盐,服利尿剂。无效时加用抗高血压药。如上述处理无效加用血管扩张剂。

(3)手术前应用利舍平者应于术前 2 周停用。如停用后血压又升,可用排出较快的降压药。严重高血压术前不能停用利舍平者,术中应防止血压下降。舒张压以控制在 14～14.7 kPa 为宜。

(三)糖尿病

1.一般准备

糖尿病患者在手术后期病情加剧,酮血症增加。这类患者极易发生感染。手术前应对病情进行控制。一般需要查血糖、尿糖外,还要做血清电解质、血化学检查、血尿素氮、血清肌酐等,必要时行血气分析。

2.血糖准备

(1)血糖及尿糖须调整并保持在最佳水平,否则需要重新调整。

(2)术前须重查血糖及尿糖以核查病情,调整控制降糖药物的剂量。

(3)对口服降糖药或长效胰岛素者,于术前 2～3 天改用胰岛素。已经使用胰岛素者,在手术日晨将日需量的皮下注入,随即开始输入 10%葡萄糖液;或在静脉输液时将糖和胰岛素同时输入,按 3～5 g 的糖和 1 个单位的胰岛素的比例同时输入。术后仍然需要处理。

第三节　手 术 治 疗

一、肛周脓肿的手术治疗

(一)切开引流术

这是治疗脓肿使用最悠久的方法。小的脓肿采用切口皮下浸润麻醉方法即可(图 5-1),而深部脓肿宜用腰麻或骶麻。切口应选择在脓肿波动最明显,即自然破溃的位置。切口方式有环状、放射状和两侧切开法等。一般距肛缘近的采用环状,较远的用放射状,大而深的用两侧切开、对口引流法。脓肿切开后应将左手示指插入肛管内,右手持血管钳分离切口,使切口扩大,排脓通畅。脓液排净后再用生理盐水或甲硝唑溶液冲洗脓腔。如脓腔内有间隔,应用手指将间隔分离,使引流通畅。术后留置引流胶条或纱条,术后每天坐浴换药。

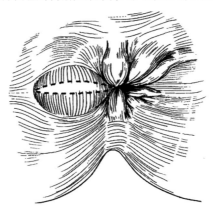

图 5-1　肛周皮下脓肿切开引流术

1.操作方法

(1)肛门周围脓肿切开引流术:常规消毒后,铺巾。示、拇指双合诊探查脓肿的位置、范围及原发感染病灶。在脓肿中心位置或波动明显处,做放射状切口或弧形切口,切口与脓肿等大(图 5-2)。切开后常有脓液溢出或喷出,再插入血管钳撑开切口,大量脓血排净后,示指伸入脓腔探查脓腔大小,分离其间隔组织,以利引流(图 5-3)。大量脓血排净后,用3%过氧化氢溶液、生理盐水依次冲洗脓腔(图 5-4)。修剪切口呈梭形,使其引流通畅。脓腔内填入橡皮条或油纱条引流,外敷纱布包扎固定。

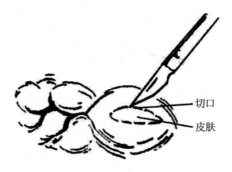

图 5-2　放射状切口

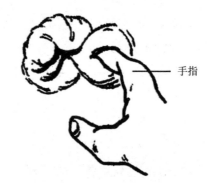

图 5-3　排脓后插入示指

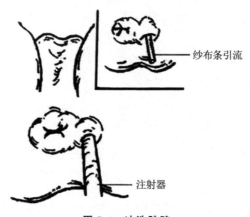

图 5-4　冲洗脓腔

　　(2)坐骨直肠间隙脓肿切开引流术:确定脓肿的部位,选择脓肿波动最明显处,一般在距肛缘 2.5 cm 外做前后方向的弧形切口或放射状切口,其长度与脓肿直径略相等。切开排脓后,用示指伸入脓腔,分离其间隔组织,以利引流。依腔间隔较大分离时切勿强行撕裂,以免撕断血管而出血,脓腔内不宜刮,不宜切除坏死组织。脓肿壁是可抑制炎症扩散的屏障,应予保护。大量脓血排净后冲洗脓腔。修剪切口呈梭形,使其引流通畅。坐骨直肠间隙可容纳 60～90 mL 脓液,如排出脓液超过 90 mL 应考虑与对侧间隙或其上方骨盆直肠间隙相通,确定后应分别扩通引流。创腔填油纱条,包扎固定。

　　(3)骨盆直肠窝脓肿切开法:宜在骶麻或腰麻下进行。内口在齿线附近的耻骨直肠肌或肛提肌上脓肿,为保存肛门括约肌,切口应选择在患侧坐骨直肠窝,外括约肌外侧。切开皮肤及皮下组织后,宜用血管钳分离至耻骨直肠肌,在示指插入直肠内导引下,分离开耻骨直肠肌,使脓液由坐骨直肠窝溢出,脓液溢净后用生理盐水冲洗脓腔,如已发现内口,可由内口经脓腔留置一标志线,待脓净炎症控制后,再行二次手术。对肛提肌上脓肿不能一次切开,这样会造成肛门失禁。处理方法有两种,一种是能找到内口的可行切开挂线术或留置线作标志等待二次手术。另一种是找不到明确的内口,切开引流,待后按高位肛瘘处理(图 5-5、图 5-6、图 5-7、图 5-8)。

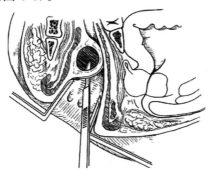

图 5-5　直肠黏膜下脓肿切开引流术

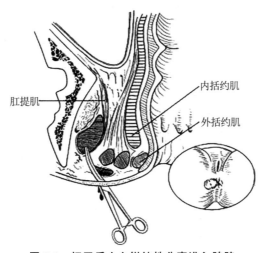

图 5-6　切开后止血钳钝性分离进入脓腔

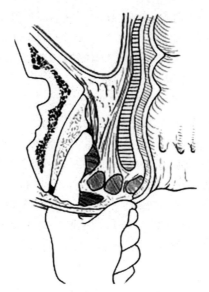

图 5-7　手指进入坐骨直肠间隙探查

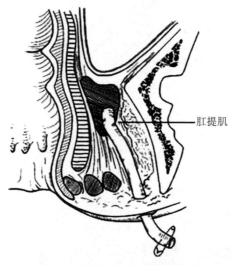

肛提肌

图 5-8　脓腔内置入冲洗引流管

　　(4)直肠后间隙脓肿切开引流术:在肛门后正中位距肛缘 2.5 cm 处做放射状切口(图 5-9)。逐层切开至肛尾韧带,用血管钳经切口向直肠方向钝性分离,穿过肛尾韧带进入脓腔,横向张开止血钳,扩张肛尾韧带和脓腔,以排脓引流(图 5-10)。示指伸入脓腔扩张切口,修剪创缘皮肤,以利引流。填以油纱条置多孔橡皮管引流而术终(图 5-11)。

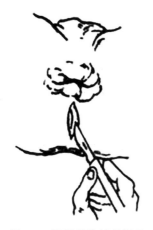

图 5-9　肛门后放射状切口

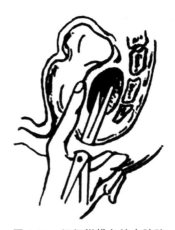

图 5-10　组织钳横向扩大脓腔

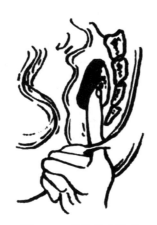

图 5-11　示指扩大脓腔

（5）直肠黏膜下脓肿切开引流术：用两叶肛门镜撑开肛门暴露脓肿部位，脓肿多突向肠腔。重新消毒黏膜后，用手术刀或电离子手术治疗机触笔式针刀纵行切开黏膜，放出脓液（图 5-12）。出脓后用血管钳插入脓腔扩张引流，如遇渗血以止血纱布填塞脓腔，压迫止血。如有搏动性出血可结扎止血，止血纱布术后24 小时后取出。

（6）蹄铁形脓肿切开引流术：因骨盆直肠间隙脓肿位置较高，向下蔓延到皮肤破溃常需一定时间，因此可由一侧蔓延经直肠后间隙再蔓延到对侧而成高位蹄铁形脓肿。其一侧或两侧也可与坐骨直肠间隙相通而成低位蹄铁形脓肿。在肛门两侧距肛缘 2 cm 外或波动明显处分别作一弧形切开，再于肛门后正中放射状切开（图 5-13）。充分排脓后，以双手示指或血管钳从两侧切口下端向直肠后间隙插入,扩大脓腔,分离间隔,将脓液排净,使两侧脓腔与后位充分相通以利引流(图 5-14)。开窗留桥,橡皮膜作对口引流,填以纱布包扎(图 5-15)。

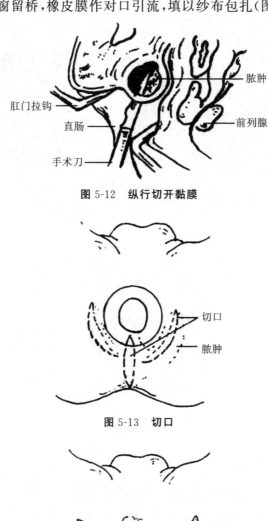

图 5-12　纵行切开黏膜

图 5-13　切口

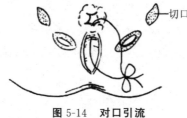

图 5-14　对口引流

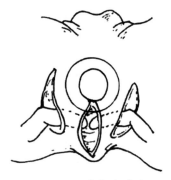

图 5-15　**示指探查脓腔**

2.注意事项

(1)局限性小脓肿行放射状切口,弥漫性大脓肿行弧形切口,切口和脓肿等大。高位脓肿不能盲目切开,应先穿刺抽脓,见脓后穿刺针留置,沿穿刺针进行切开至脓腔。经直肠内切时应纵切,不能横切,以免术后直肠狭窄。

(2)彻底分离脓腔后用3%过氧化氢溶液、生理盐水先后冲洗脓腔、可去污消毒、清洁创面。创面不宜搔刮或切除坏死组织。脓肿壁是抑制炎症扩散的屏障、应予保护。

(3)低位脓肿切开时注意与骨盆直肠间隙和对侧坐骨直肠间隙有无交通,若排脓量超过 90 mL 时可能相通,应用血管钳撑开肛提肌排脓,冲洗后向深部放置橡皮管引流,与对侧间隙相通应在对侧补加切开引流。

(4)切忌用刀切开肛提肌、肛尾韧带。以免损伤肌纤维、阴部内动脉。如有损伤要结扎止血。

(5)行高位脓肿切开时,示指伸入直肠内作引导,用止血钳钝分离,以免损伤直肠。

(二)切开内口术

切开内口术适用于低位肛瘘性脓肿。

1.操作方法

(1)在脓肿波动明显处行放射状切开。

(2)在切开排脓冲洗脓腔后以球头探针自切口伸入脓腔,另一示指伸入直肠内做引导寻找内口。

(3)找到感染肛窦内口后,将槽形探针沿球头探针插入(图 5-16),由内口穿出切开内外口之间的皮肤及皮下组织使切口开放(图 5-17),或用镰形探针刀插入切口由内口穿出一次切开(图 5-18)。

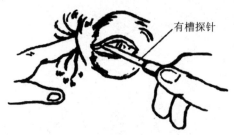

图 5-16　沿球头探针插入有槽探针

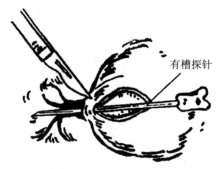

图 5-17　沿有槽探针切开内口和外口之间的皮肤

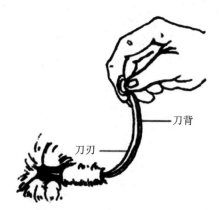

图 5-18　镰形探针针切开术

2.注意事项

(1)切口长度应与脓肿大小相等。

(2)探查内口时要耐心轻柔,切忌盲目或粗暴造成假内口,以免以后形成肛瘘。

(3)修剪创缘,保持引流通畅。

(三)切口挂线术

切开挂线术实际上是一种慢性"切开"和牢固、持久的对口引流术,不怕感染,也不会使炎症扩散。具有切割、引流、标记及异物刺激四种作用。

1.操作方法

(1)寻找内口:在切开排脓,冲洗脓腔后的主要手术技巧在于寻找原发感染肛窦内口,初学开始时不易找到,经过多次手术,逐渐熟练,熟能生巧。容易找到,这是手术成败关键技术。首先要明确肛周脓肿的内口与肛瘘内口不同,均为闭锁内口,若不闭锁,脓液自动流出则不能形成脓肿。所以不能作亚甲蓝和注射试验去寻找内口。然后在冲洗脓肿后示指伸入直肠在脓肿一侧可触到中心凹陷性炎性硬结,再插入肛镜扩张增加肛管压力,有时可见到患侧肛窦红肿隆起有少量残余脓液溢出则为内口。主要技巧在于用球头探针从切口伸入脓腔,另手示指伸入肛内引导至原发肛窦内口,探针沿脓肿壁最高处缓慢而轻柔地深入探查至针指间最薄处硬结处肛窦穿入直肠。如探针跨越组织过高,探针横行也达不到硬结处,可在硬结上方黏膜最薄处至高点穿通(图 5-19),将探针头牵出肛外(图 5-20)。

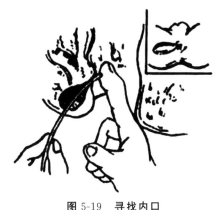

图 5-19　寻找内口

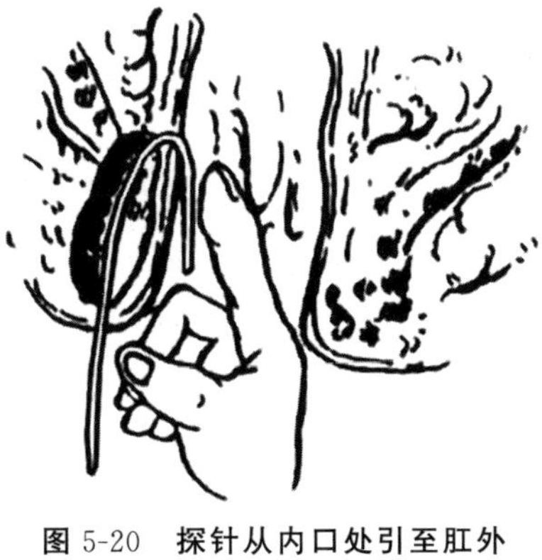

图 5-20　探针从内口处引至肛外

（2）探针挂线：将橡皮圈挂在球头探针上退入内口再从切口牵出口外（图5-21），切开自切口至内口间皮肤，内外两端橡皮圈合拢轻柔拉紧、钳夹、钳下丝线结扎（图5-22，图5-23）。

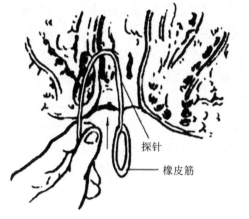

图 5-21　引入橡皮筋挂线

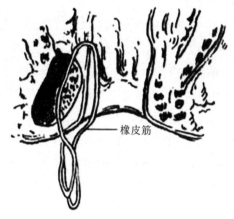

图 5-22　挂线

图 5-23　勒紧结扎

（3）注射亚甲蓝：在被橡皮圈勒割的组织内注射少量亚甲蓝长效止痛剂，创腔内填凡士林纱布，脓腔较大可填入纱布引流即可，一般不需要再加橡皮管引流，以免刺激脓肿壁，妨碍肉芽组织的形成和生长。

如为蹄铁形脓肿、直肠后间隙脓肿，后正部不宜切开，应予挂线引流，两侧开窗、留桥，对口引流。

2.注意事项

（1）一般的两侧脓肿如坐骨直肠间隙、骨盆直肠间隙，多行弧形切口，距肛缘2.5 cm，由前向后纵行切开，避开同侧坐骨结节，避免损伤括约肌，从而使切口引流通畅。后位脓肿（如直肠后间隙）多行放射状切口，距后位肛缘2.0 cm，略偏向一侧,避免损伤肛尾韧带,造成肛门向前移位。马蹄形脓肿多行后位放射状切口,两侧弧形切口,且使三切口相通,保留皮桥不应小于2.0 cm。

(2)在寻找内口时动作要稳准轻柔,挂线要与内口在同一方向或超过已溃的原发内口之黏膜穿出、在脓肿与直肠壁最高点、探针与示指间最薄处穿透,即为内口。切忌盲目用探针穿通直肠黏膜导致假内口。

(3)寻找及处理内口是手术成败的关键。常用的寻找内口的方法:①若患者肛内有脓液排出,则证明内口已破溃,可通过探针探查确定,即为原发内口;②若内口未溃,不能探通,应以左手示指在肛内作指引,寻找指针间的最高点之最薄弱处,此多为原发内口;③若探查确无明显内口,则左手示指探入脓腔最顶端,探针沿示指尖前方最薄处黏膜下穿出。

(4)挂线原则:炎症浸润范围越大,脓腔越深,挂线宜松,反之宜紧。脓腔位置较高,距肛门较远挂线宜紧,距肛门较近挂线宜松。挂线必须在脓腔最高点、最深处、最薄处、掌握好松紧度。

(四)改良 Hanley 术

常规切开引流术是治疗肛周脓肿的重要方法,但因肛管后间隙脓肿中病变位较高,且管道弯曲,增大了手术难度。并且切开引流术后容易出现肛瘘、肛门失禁等病症,且容易复发,增加患者痛苦。对于急性期患者,通常在脓肿消失后如出现肛瘘,还需行Ⅱ期肛瘘手术,增加患者痛苦。改良 Hanley 术是一种把引流术和肛瘘挂线术有机结合的新术式,属于一次性根治术,在切开排脓同时,对原发内口及感染肛腺有效处理,使内口、脓腔得以敞开,以实现一次性根治。

1.操作方法

(1)改良 Hanley 手术治疗肛后深间隙脓肿:沿外括约肌外缘至尾骨尖作后正中切口,进入肛后深间隙以利引流。如果脓肿蔓延至坐骨直肠窝(马蹄形脓肿),需在脓肿的前侧(肛门直肠旁)作较短的弧形切口,轻柔搔刮脓腔坏死组织,与后正中切口作对口引流。探针从肛隐窝处内口探入,从后侧放射状引流切口探出。瘘管包绕的内括约肌下段、联合纵肌和外括约肌用橡皮筋挂线。橡皮筋起引流作用。后正中切口通常3周左右愈合,待创底长实贴近橡皮筋。每隔2周紧线一次,少量多次紧线。

(2)改良 Hanley 手术治疗肛前深间隙脓肿:会阴中线的外侧作引流切口,搔刮脓腔坏死组织,探针从内口探入,穿过外括约肌皮下和浅部,从引流口探出。在外括约肌皮下部的正前方和外括约肌浅部联合处之间作引流切口。前侧瘘管跨括约肌部分予橡皮筋挂线。挂线位置类似肛后深间隙,每隔3~4周紧线一

次,共紧线 3~4 次

2.注意事项

(1)保持肛门直肠括约肌的完整性。

(2)每隔两周紧线一次,缓慢切割括约肌,病人不会感到不适。

(3)伤口的愈合和纤维化不会导致括约肌断端分离,使肛管畸形最小化。

二、肛瘘的手术治疗

(一)肛瘘切开术

主要适用于低位单纯性肛瘘,也适用于部分肛管直肠环已经僵硬的高位肛瘘。但对前方的肛瘘、括约肌薄弱的肛瘘,特别是女性患者的肛瘘,在做肛瘘切开术时要特别慎重,建议采用勒割挂线术式或保留括约肌术式。

1.操作方法

术野常规消毒,局麻或腰麻。如有外口,可先从外口注入少量亚甲蓝,看肛管内预置纱布有无染色及染色位置,以确认瘘管是否贯通以及内口位置。将探针自外口探入,沿管道轻轻探查,在肛内手指引导下,从内口穿出后拉紧,沿探针切开全部瘘管。如管道弯曲或管腔较细小时,可边探查边切开,向内口方向前进,直至将全部瘘管均切开。

如无外口或外口闭合,可在管道外端的顶端或闭合外口处切开一小切口打开瘘管,将探针由此探入管道,从内口探出后再切开全部瘘管。如果无外口,但内口处有溢脓时,可将探针的一端弯成钩状,在隐窝钩引导下,将探针探入内口及管道,沿探针或由内而外将全部瘘管切开。切开内口后,需要将内口两侧的创缘包括邻近的肛窦分别同时结扎,既可预防术后内口处创缘出血,也有利于创面引流和肛瘘创面的生长愈合。如边缘相邻处有内痔核、变深的肛窦、肥大的肛乳头等也要同时处理(切除或结扎后扎除)。

瘘管切开后要对管壁予以搔刮和修整,刮除腐败组织,剪除很粗硬的管壁和不平整的组织。一般无须切除全部管壁,以减少组织缺损,并缩短疗程。术中要仔细探查支管。如有支管,对支管较短者可以将支管切开,支管较长或弯曲时可按肛瘘切开对口引流术处理。术毕前做好创面的止血处理,修整创缘皮肤,使创面横截面呈"V"字形、内侧小而外侧大的形状,使创面平整以利引流(图 5-24),为创面顺利愈合创造有利条件。

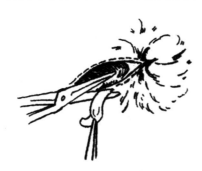

图 5-24 修剪创缘皮肤

2.注意事项

(1)探查瘘管和寻找内口务必轻柔耐心切忌盲目粗暴,以免造成假内口。切开创面渗血需压迫止血。如有活动性出血点必须结扎止血。

(2)肛门同侧有 2 个瘘管时不宜同时切开,可切开一个,挂线一个(不宜过紧)。肛门两侧各有一个瘘管均可切开。

(3)术中应仔细摸清探针在肛管直肠环下方,全部切开瘘管及切断外括约肌皮下部、浅部和内括约肌,保存了耻骨直肠肌不致肛门失禁,如探针在肛管直肠环上方进入直肠不应切开,应行挂线术,避免肛门失禁。如有条件可将瘘管组织送病理检查。

(4)肛门前方括约肌,因缺乏耻骨直肠肌的支持,故不宜切断,应保留外括约肌深部给予挂线且不能勒得太紧。

(二)肛瘘切除缝合术

肛瘘切除缝合术主要用于无明显感染征象的直型低位单纯性肛瘘的治疗。

1.操作方法

在肛镜下,用浸有消毒液的纱布系上丝线塞入肠腔,以达到消毒肠腔并防止肠道分泌物下降的目的。

由外口插入探针通过瘘管,另示指伸入肛内作引导,从内口穿出牵至肛外。沿探针切开内外口之间的组织,敞开瘘管。牵起瘘管后壁,用刀逐渐剔出瘘管至内口切开处,将全部瘘管切除,显露正常健康组织。不遗留任何肉芽组织及瘢痕组织,留下新鲜创面,以便缝合。

彻底止血,冲洗伤口后,用肠线缝合内口黏膜。用丝线从基底部开始做全层间断缝合。若创面较深,可选用"8"字缝合法或"U"形缝合法。取出肠内纱布块,外敷无菌纱布包扎。

2.注意事项

(1)术中要彻底切除瘘管及瘢痕组织,使创面新鲜柔软。皮肤皮下脂肪组织不能切除过多,便于缝合。

(2)术中严格无菌操作,防止污染。

(3)各层伤口要完全缝合对齐,缝合必须从基底部开始,不留无效腔。

(三)肛瘘切开对口引流术

肛瘘切开对口引流术主要适用于低位、管道较长或弯曲肛瘘的处理。

1.操作方法

术中仔细探查支管,逐条处理所有瘘管。如瘘管较长但不超过 3 cm 者,可在管道末端做一放射状切口,与主管切口间穿橡皮筋或皮片、丝线等松弛结扎,以利引流;如管道长度超过 3 cm 者,可顺管道每隔 2~3 cm 做一切口,每相邻切口间松弛挂橡皮筋或皮片引流。

2.注意事项

主管道、内口等的处理同低位肛瘘切开术。对弯曲的瘘管,为了减少括约肌损伤,不宜斜行切开瘘管。其涉及括约肌的主管部分做放射状切开,并向外延长引流。

(四)低位切开高位挂线术

低位切开高位挂线术,简称切开挂线术或外切内挂术。适用于高位单纯性和高位复杂肛瘘,对括约肌薄弱者或者女性前方肛瘘也建议采用此术式。

1.操作方法

对内口及外括约肌深部以下的瘘管的处理方法基本与肛瘘切开术或内口切开术相同。在切开低位管道后,做高位管道挂线前,先做内口处理。切开内口以下肛管皮肤、内括约肌、外括约肌皮下层,搔扒、清除感染的肛门腺及其周围变硬、增生的组织,修整创面,对内口两侧的黏膜部分与邻近的肛窦分别用粗丝线结扎,以扩大切开内口部位的创面,并利于引流。

对于外括约肌深部以上的瘘管,用一端系有橡皮筋的球头探针向深部瘘管探查,顺管腔轻轻插至管道顶端,在管道顶端穿通直肠壁后拉出(如患者有穿孔,探针可经此穿孔通入直肠)。将探针连同所系橡皮筋引出肛外后适当紧线。位置特别高的肛瘘,因管道较深,深入高位瘘管内的探针很难从直肠壁贯穿拉出。有学者提出可借助器械,从直肠内穿入探针或血管钳经瘘管内向肛门外拉出橡皮筋。

2.注意事项

对于复杂性肛瘘患者的非主管道创面,必要时缝合部分创面,以缩小创面面积,缩短愈合时间。

(五)低位切开高位虚挂线术

低位切开高位虚挂线术又称低位切开高位松弛挂线术或低位切开高位浮线挂线术,是在切开挂线疗法基础上发展起来的一种术式。适用于高位肛瘘和脓肿的治疗。

1.操作方法

与低位切开高位挂线术基本相同,唯一不同的是挂线后不紧线,将拉出的橡皮筋两端松松地结扎,使之呈可以转动的环状。每天换药时需要转动橡皮筋环,并用甲硝唑或生理盐水等液体冲洗瘘创腔。

2.注意事项

低位切开高位松弛挂线术相对于低位切开高位挂线术,其对适应证的要求高,如果瘘管壁厚、血运不好或者多次手术后瘢痕组织多、组织愈合能力差时,采用前者治疗就容易失败。所以松弛挂线术适用于管壁较薄、血运好、组织再生和愈合能力好的肛瘘病例。对管壁较厚的肛瘘,有时不得不采用虚挂线疗法时,为了提高手术的成功率,必须对管壁进行必要的修整,去除硬变的管壁,改善瘘管腔的愈合条件。

(六)虚实结合挂线术

虚实结合挂线法是结合了实挂线的慢性勒割优势与虚挂线的术后引流特点的创新疗法,适用于高位肛瘘,包括高位单纯性肛瘘和高位复杂性肛瘘,对于反复发作的难治性肛瘘同样适用。

1.操作方法

术中在将内口自齿线部向外做放射状切口,长 3～4 cm,切口位置一般与外口在同一侧,以充分引流内口处感染灶。切开内口,向上延伸 0.5～1.0 cm,向下延长至肛缘外。用中弯止血钳自此切口向高位瘘管上端探查,一直探查到瘘管顶端。用手指伸入肠腔做引导,钳尖穿透肠壁造口。退出手指,用 4 根 10 号丝线,一端打结并套在指尖送入肠腔。打开止血钳夹住此线,将丝线从肠腔经瘘管引出,两端收拢,用力打结固定。术后每天常规清洁换药一次,凡士林纱条引流,纱布外敷固定。术后 7 日左右所挂丝线松弛,此时继续予以虚挂线引流,待瘘管肉芽组织填充后,第 20 日予以拆除。

2.注意事项

虚实结合挂线术分为术中实挂线与术后虚挂线两个阶段。术中实挂线与高位挂线术相同,可采用低位切开高位挂线术。不同的是术后虚挂线,即术后 7 天结扎线松动后不紧线也不拆线,使结扎线起到虚挂引流的作用,20 天时,视瘘管腔肉芽填充情况予以拆线即可。

(七)置管引流术

该术式是在肛瘘虚挂线引流术的基础上发展起来的一种肛瘘治疗术式。适应证同肛瘘的切开挂线术,主要适用于特别深在的高位复杂性肛瘘、瘘管腔距离直肠腔较远、挂线难度很大或者技术上不能挂线的病例。

1.操作方法

对内口、原发病灶、括约肌等的处理基本同肛瘘切开挂线术,只是不做贯穿直肠壁的挂线,而是在高位瘘管创腔内放入合适的引流管(直型胶管、花蕊型导尿管、T 型胶管等),通常以可适当转动为度,先后用过氧化氢及生理盐水冲洗,确保引流通畅后,将胶管缝合固定在肛门外周皮肤上以防止脱落。术后每天通过引流管冲洗瘘管腔,直到瘘管腔内分泌物变得很少、没有明显的絮状物时,将置管每天退出少许(0.3～0.5 cm),通常拔除置管的时间在术后 2 周后,拔管后可配合垫棉压迫疗法以加速创腔闭合,直到瘘管腔全部愈合为止。

2.注意事项

由于运用该术式的患者其瘘管多较复杂,位置较深,故冲洗后应尽可能回抽、吸干管腔内的残余液体;并告知患者多直立缓行。

(八)括约肌间瘘管结扎术

泰国医师 Rojanasakul 等在泰国医学会杂志上介绍了一种新的保留括约肌手术即括约肌间瘘管结扎术(ligation of the inter sphincteric fistula tract, LIFT)。LIFT 手术对于成熟的低位经括约肌型肛瘘、成熟且无分支的高位经括约肌型肛瘘具有很高的应用价值。LIFT 手术被看作与瘘管切开治疗和挂线治疗同等重要的一线治疗方案。

1.操作方法

采用椎管麻醉或全身麻醉,取俯卧折刀位或截石位,先用过氧化氢从肛瘘外口注入,明确肛瘘内口,再用探针从外口探入,从肛瘘内口穿出,用作瘘管标志。沿内、外括约肌间沟外缘做一长 2～3 cm 的弧形切口,用锐性加钝性相结合的方法分离内、外括约肌间沟,完全暴露和游离纤维化瘘管,尽量靠近肌间瘘管内口侧(内括约肌)钳夹结扎瘘管,切断肌间瘘管,并切除多余的肌间瘘管,再钳夹结扎或缝扎肌间瘘管外口侧,用可吸收缝线闭合肌间瘘管外口侧的外括约肌缺损。肛瘘外口和括约肌外瘘管做隧道式挖除,创口开放引流(图 5-25)。

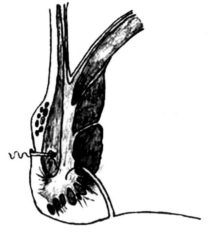

图 5-25　LIFT 手术

2.注意事项

(1)尽量靠近内口侧内括约肌进行结扎或缝扎。

(2)尽可能切除括约肌间残留瘘管可减少复发。

(3)括约肌间置皮片引流,以减少继发感染的机会。

(4)括约肌肌间创口做全层缝合,可减少切口裂开的发生。

(九)纤维蛋白胶封堵术

医用生物蛋白胶是一种可降解、可吸收的生物制剂。将配制好的生物蛋白胶注于瘘管内,填补缺损组织,封闭缺损,瘘管内建立一个生物架构,新生的肉芽组织沿这个架构加速生长。而生物蛋白胶逐步降解,最终由新生的肉芽组织充满瘘管。

1.操作方法

术前按结直肠手术常规做肠道准备。采用腰麻或硬膜外腔麻醉方法,使盆底肌肉及括约肌完全松弛。做常规的皮肤及肛管直肠腔内消毒,充分扩肛。术前做超声、造影及磁共振检查探明瘘管行经方向、瘘管的位置及内外口的方位。首先做主管、支管外口及盲腔外口的扩创,部分病例另加肛旁造口,用刮匙搔刮瘘管内壁直到内口,刮除瘘管壁腐肉及不健康的肉芽组织。肛门拉钩显露内口,用探针自内口处探出,以内口为中心切除内口及周围黏膜组织,彻底清除感染的肛窦、肛腺及其腺管,直至显露出健康组织。修整分离内口处黏膜、黏膜下层及部分肌层组织,使之呈上下唇瓣状。用过氧化氢、甲硝唑注射液、庆大霉素注射液反复冲洗瘘管及瘘口,无菌纱条清拭使之干爽。用 3/0 可吸收线"8"字缝合肌层,直视下自内口或联合主外口置管注入纤维蛋白胶到内外口溢出为止。观察片刻,然后将上下唇状黏膜肌瓣用可吸收线对位间断"8"字缝合打结,关闭内口;各支管用同法注入纤维蛋白胶,用盐水纱布覆盖创口及外口,外敷纱垫固定。术后补液,禁食 3 天。保持肛门、创口清洁,创口每天消毒换药,直肠内纳入黏膜保护栓剂,静脉应用抗生素 6~7 天,预防大便干结,1 周内禁止剧烈活动。

2.注意事项

(1)将低位瘘管切开,通畅引流。

(2)将旷置瘘管及腔隙进行搔刮至管壁微血管渗血,清除坏死组织及碎片后,用过氧化氢及生理盐水冲洗,擦干瘘管及腔隙内残留液体。

(3)将配制好的生物蛋白胶从旷置管道的深部开始注入,充满管道及腔隙,不留残腔。

(十)生物补片填塞术

生物补片是指取自同种或异种的组织,经脱细胞处理后,去除了组织中含有的各种细胞,完整地保留了细胞外基质的三维框架结构,是一种能用于修复人体软组织的生物材料。生物补片的主要成分是蛋白质,其修复机制是"内源性组织再生",即诱导干细胞进入生物补片使其分泌细胞外基质,逐步替代降解的植入物。生物补片堵塞术本质上是一种新材料的运用,是在彻底清除内口和瘘管的基础上,利用生物补片填塞瘘管,配合内口封闭以期治愈肛瘘。目前主要用于单纯性肛瘘和直肠阴道瘘的治疗。目前的报告多用于非急性炎症期的低位单纯肛瘘和单个瘘管的复杂肛瘘的治疗,也有用生物补片填塞支管治疗有多个外口的复杂性肛瘘并获得成功的报告。

1.操作方法

分别在内口及外口处做一圆形切开创,再用刮匙深入管腔搔刮,充分清除瘘管内的纤维化组织及腐肉,必要时切除部分管壁。再用甲硝唑溶液等将创腔冲洗干净,用纱布擦干。再将生物补片修剪成适当大小,以丝线将生物补片卷起并从外口拉入肛内。对有两个外口和窦道的复杂性肛瘘患者,将补片材料裁成两叉,分别填塞两个窦道。用 2-0 可吸收缝线将其缝合固定在内口处黏膜下层上,以封闭内口。将肛门外口处多余的补片剪去,外口处创面开放不作缝合。术后24 小时内控制排大便,手术后第二天进半流质饮食。术后常规使用抗生素 3~

5天,用药以静脉滴注第二代头孢菌素类抗生素为主。术后每天2次温水坐浴、换药。

2.注意事项

(1)选择适应证和治疗时机很重要。建议在瘘口周围组织炎症完全消退3~6个月以后再做手术,那样有望提高成功率。在治疗直肠阴道瘘时瘘管直径≤1.5 cm为宜。

(2)生物补片置入瘘管之前需用生理盐水浸泡1~2分钟。根据瘘管直径及长度,将生物补片修剪成合适的大小,以生物补片与瘘管管壁紧密贴合、无张力为度。生物补片过多会形成异物刺激,不利于生物补片的降解和组织的生长,过少则生物补片易脱落。

(3)生物补片与组织的有效贴合是生物补片成活和手术成功的关键所在。补片置入后将其顺时针或逆时针旋转90°,可保证补片与组织贴合得更好。补片应与直肠肌层妥善缝合固定,可用2-0可吸收线将其缝合数针固定在内口处黏膜下层上。在生物补片这一网状支架诱导下,局部肉芽组织尽早分泌细胞外基质,逐步替代降解的植入物。生物补片的成分是聚乳酸和聚乙醇酸的共聚物,在体内大约14天可逐渐水解吸收,不需要拆线。

(4)用于直肠阴道瘘的治疗时,直肠侧瘘口多是原发部位,故术中缝合关闭直肠侧的高压瘘口。阴道侧瘘口开放不缝合,以利引流,减少感染机会。

(十一)生物材料肛瘘栓

肛瘘栓是源于猪小肠黏膜下层的脱细胞胶原基质蛋白,插入瘘管后可以起到封闭内口的作用,并给宿主成纤维细胞的生长提供天然支架以促进组织修复愈合。

1.操作方法

麻醉后,常规消毒铺巾。探针确定瘘管内口和瘘管外口,对不超过两个窦道和外口的患者,环形切除瘘管内、外口炎症感染组织,用刮匙深入管腔彻底清理干净瘘管,清除感染肉芽组织;然后,分别用过氧化氢及甲硝唑盐水冲洗瘘管,用干纱块吸干水分。根据瘘管的长度和管腔直径修剪脱细胞真皮基质材料或选择合适肛瘘栓,以丝线将脱细胞真皮基质材料自外口拉入内口,用2-0可吸收缝线封闭内口,同时将脱细胞真皮基质材料缝合固定在内口黏膜下层以下。修剪外口处多余的脱细胞真皮基质材料,外口开放不缝合。

2.注意事项

(1)外口引流应通畅。

(2)瘘管内感染组织清理冲洗应彻底。

(3)避免遗漏瘘管。

(十二)视频辅助肛瘘治疗技术

视频辅助肛瘘治疗技术(video-assisted anal fistulatreatment,VAAFT)是结合了内镜手术理念与微创治疗理念,借助于肛瘘镜诊疗技术,用于肛瘘检查和治疗的技术。

1.操作方法

手术在椎管内麻醉下进行,根据外口位置,患者取截石位或折刀位。手术过程可分为诊断阶段和治疗阶段两部分。

(1)诊断阶段:目的是准确定位内口和探查可能的瘘管分支及脓腔。甘氨酸溶液持续灌注下从外口引入肛瘘镜,有时需要切除外口周围瘢痕组织以方便插入肛瘘镜。保持密封棒位于显示器下方作为导向,瘘管内情况可以清晰呈现在显示器上,缓慢进镜直至找到瘘管尽头内口所在位置。此时置入三叶肛门镜,直肠黏膜下可见肛瘘镜光源处即为内口位置。内口周围缝合2~3针以隔离内口,注意此时不要关闭内口。

(2)治疗阶段:目的是从内部破坏瘘管组织,清洁瘘管,最后闭合内口。拔除密封棒,引入电凝电极,直视下由内至外损毁瘘管,电灼黏附在瘘管壁上的坏死组织。内镜刷或内镜抓钳清除坏死物质。脱落的坏死物质也可以被灌洗液通过内口冲入直肠腔内排出。仔细探查,避免遗漏可能的分支瘘管和脓腔。瘘管清洁干净后,提起内口,吻合器关闭内口或用可吸收缝线缝合内口。将生物蛋白胶自外口注入瘘管。外口敞开引流。

2.注意事项

(1)瘘管的探查:仔细探查所有可能的瘘管分支和脓腔,区分真性瘘管和假性瘘管。真性瘘管可见红色水肿的肉芽组织;而假性瘘管内组织是发白的,且没有水肿。

(2)瘘管的处理:瘘管壁应由内向外充分烧灼。因操作孔位于肛瘘镜下方,故下壁处理较方便,而侧壁或上壁可能需要整体旋转肛瘘镜后才便于处理。

(3)内口的处理:用三叶肛门镜暴露,肛瘘镜指示下定位内口。

(4)VAAFT术后并发症的防治:电凝对于瘘管肉芽组织旁边的正常组织会引起热损伤,高频电刀功率以40 W左右为宜,使用单极凝模式。内口周围黏膜下组织较为疏松,注意避免在此处形成假道。另外,低渗的甘氨酸冲洗液常易导致瘘管周围组织出现水肿,也可能将瘘管内的坏死物质带入周围正常组织导致瘘管延迟愈合或复发。减小灌注压力,缩短手术时间和避免假道形成,有助于减轻瘘管周围组织水肿,降低术后感染风险。

(十三)经肛直肠黏膜瓣内口修补术

经肛直肠黏膜修补术(Anorectal advancement flap,AAF)是治疗复杂性肛瘘的一种保护括约肌的技术,核心是切除内口及其周围1 cm左右的全厚直肠组织,然后游离其上方的直肠瓣,并下移修复内口处缺损。通过清除感染灶,游离内口上方直肠黏膜肌瓣或内口下方肛管皮瓣覆盖缝合于内口上,阻断直肠内容物使之不能再进入瘘管管道。

1.操作方法

(1)麻醉成功后,充分暴露,明确内口部位,完整切除内口及周围病变组织,搔刮清理瘘管。

(2)直肠黏膜瓣推移。在内口上方行"U"型切口,游离一段正常的近端黏膜瓣(包括肛管直肠黏膜、黏膜下层和肌层),黏膜瓣呈 U 型,底部宽度应约为顶部两倍,覆盖瘘管内口,无张力情况下以可吸收线缝合固定。

(3)肛周皮肤瓣推移。在肛周皮肤行"V"型切口,于皮下脂肪层游离皮瓣,向上方推移覆盖内口,以可吸收线无张力缝合固定(图 5-26)。

2.注意事项

(1)术前精确定位,明确瘘管走行。

(2)术前充分引流可使瘘管简单化。

(3)手术成功的关键在于黏膜瓣或皮瓣的血运是否良好及与周围组织的是否无张力缝合,达到这个目的,应将黏膜瓣向近端游离至少 4 cm,并保证黏膜瓣的基底部(头侧)宽度是顶部(尾侧)的两倍。

(4)分层缝合内口,避免无效腔、张力下缝合及组织缺血。

(5)彻底处理瘘管避免感染组织残留。

(6)外口至外括约肌之间的瘘管可采取隧道式挖除,经过括约肌的瘘管可进行搔刮,避免处理瘘管时造成医源性肛门括约肌损伤。

(7)黏膜瓣厚度的选择。黏膜瓣厚度分为含少量内括约肌的部分层瓣、包含黏膜层、黏膜下层和全层内括约肌和部分直肠环肌的全层瓣和不含肌层的黏膜瓣。黏膜瓣术后早期可因血供差等原因发生坏死,故有学者认为黏膜瓣可能与术后更高的复发率有关。全层瓣的游离操作有一定的手术风险,而部分层瓣操作相对简便安全。全层瓣和部分层瓣可能对术后肛门造成一定的影响。AAF虽没有切断括约肌,但术后轻、中度肛门失禁的发生率仍达 7%~38%。文献报道的 AAF 术后复发率为 13%～56%。AAF 治疗失败的相关因素包括放射治疗后、克罗恩病、甾体类药物的使用、活动性直肠炎、直肠阴道瘘、恶性肿瘤和既往修补手术的次数。较大内口(＞2.5 cm)是 AAF 的禁忌证,因为较大内口可能导致修补口的破裂。此外,严重瘢痕、肛门直肠狭窄、严重括约肌缺损、硬结、会阴纤维化等也会妨碍术野的充分暴露和皮瓣的制作使用。

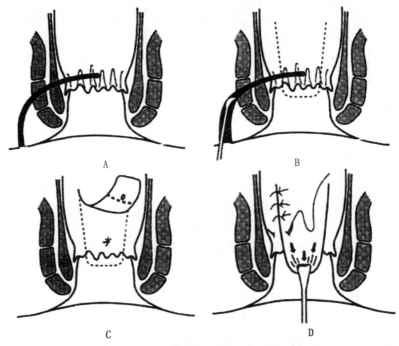

图 5-26　经肛直肠黏膜瓣内口修补术

A.经括约肌型肛瘘;B.扩大外口、刮匙刮除瘘管肉芽组织;C.制作
直肠推移瓣、关闭内口;D.将直肠推移瓣下拉覆盖内口并缝合

(十四)经肛括约肌间切开术

早在二十世纪五六十年代,Eisenhammer 认为括约肌间肛腺感染是形成肛瘘的主要原因,并建议采用内括约肌切开术治疗肌间脓肿。Parks 等和 Hanley 指出高位肌间脓肿可向上蔓延,进入肛提肌上间隙形成急性脓肿,应行完全内括约肌切开术使脓肿从肠腔内引流,错误的手术入路可能导致"医源性复杂的括约肌上/外肛瘘"。2017 年,Garg 将这种经肛入路直肠腔内引流的方式重新归纳总结,提出一种新的手术方式,即经肛括约肌间切开术(transanal opening of inter-sphincteric space,TROPIS)。该术式沿肛瘘内口直接切开肛管近端皮肤、内括约肌和直肠远端进入括约肌间隙对脓腔进行引流。

1.操作方法

(1)患者行腰硬联合麻醉,麻醉满意后取截石位,常规消毒,铺巾。结合术前查体及影像学检查结果,用外科牵开器暴露肛管及末端直肠,显露内口及术野。于内口下方括约肌间沟处作一纵行探查切口,显露并打开括约肌间沟,使用弯血管钳伸入括约肌间隙。

(2)在左手示指引导下向上探查括约肌间瘘管走行,并从内口穿出,沿着弯血管钳逐层向下切开内口、肛管黏膜及内括约肌,打开括约肌间隙,暴露原发感染灶,沿括约肌间隙向两侧弧形扩大切口,向上扩大切开括约肌间后深间隙,充分地搔刮、清除肌间感染灶。予以碘伏冲洗创面,于括约肌间两侧创缘行袋状缝合,使创面引流通畅。检查术后创面无活动性出血后,予以明胶海绵,塔型纱布加压包扎。

(3)对于高位肌间马蹄形脓肿或肛瘘,从肠腔内后正中切开,并在弯钳引导下向两侧弧形扩大创面:如果合并有直肠继发内口,切口可延伸至肛提肌上方直肠内口,此时由于切开位置过高,术中应严密止血,可在切开直肠黏膜顶端作袋形缝合,防止出血的同时也避免创面过早粘连影响引流,有条件的医院可采用超声刀切开预防出血。

2.注意事项

TROPIS手术仅切开部分内括约肌,无需切开外括约肌,即使肌间脓肿过大波及外括约肌,此入路对外括约肌的损伤也是最小的,因此对肛门功能影响很小。由于创面位于肠腔内,患者疼痛轻,无明显不适,肛门外几乎看不到伤口,因此不需要特殊护理,可在术后2～3周做直肠指诊检查创面,防止粘连形成假性愈合。

最近的有研究证实,复杂的腺源性肛瘘发生于肛管括约肌间后深间隙远多于肛管后深间隙。正常情况下肛管括约肌间后深间隙在MRI中并不显露,当有感染形成时将此间隙撑开,形成密闭的小脓肿,当压力过大时则向组织薄弱的地方突破蔓延,形成各种类型的复杂性肛瘘。在临床中也发现,大部分后方高位复杂性肛瘘手术失败或复发的原因是没有处理此间隙,TROPIS手术则会对此间隙进行处理。因此,对于高位经括约肌肛瘘或坐骨直肠窝马蹄形脓肿合并有肛管括约肌间后深间隙感染,可采用TROPIS联合其他手术方式(改良Hanley、改良Parks松挂线术等)治疗,以达到更好的效果。

第四节　手术后处理

一、一般处理

术后处理的正确与否直接关系到手术效果的好坏,正确的术后处理可促进切口早日愈合,预防并发症的发生。主要包括以下内容。

(一)休息与活动

患者术后需要适当地卧床休息,特别是手术结束刚返回病房时,嘱患者屈膝侧卧位使括约肌松弛,这样,可以减少对伤口的刺激,减轻疼痛,避免出血和虚脱。除适当休息外,还应鼓励患者早期离床活动,以利于切口的恢复,活动应以患者无不适和对切口无刺激为度。术后 7～10 天避免剧烈活动,以防结扎线脱落引起大出血。直肠脱垂术后应平卧 5～7 天。

(二)饮食

术后一般不需要限制饮食。术后当日进易消化半流质饮食,第 3 日改为普通饮食。嘱患者应多食蔬菜、水果,防止便秘。忌食辛辣刺激、肥甘厚味、炙煿之物。少数疾病手术如直肠脱垂、肛管重建、皮瓣移植等术后需控制排便,术后禁食不禁水 2 天,改流食 2 天,半流食 2 天,然后逐渐恢复正常饮食。

(三)排尿

术后鼓励患者适当饮水,放松精神与身体,这样大多数患者可自行排尿。如长时间不能排尿,用按摩小腹部或听轻微流水声音刺激排尿。如仍无效可针刺气海穴、关元穴、中极穴、三阴交穴、阴陵泉穴和水道穴等穴。如小腹胀痛膀胱充盈隆起,可肌肉注射新斯的明 1 mg(心肌供血不足者慎用),45 分钟后可排尿,一般不需导尿。如手术后 12～18 小时仍不能排尿,方可导尿。

(四)排便

一般手术后 24 小时内不宜排便。需控制大便者则在术后 5～6 天排便,控制排便可服用麻仁软胶囊,0.6 克/次,每天 1～2 次口服或舒泰清,取本品 A、B 两剂各一包,同溶于 125 mL 温水中成溶液,每天 1、2 次口服。为防止大便干燥,避免排便时干硬粪便对切口的冲击,术后第一次排便前或术后 48 小时仍未排便者可服用缓泻药如麻仁润肠丸,每次 1 丸,每天 2 次;或通便秘,每次 20 mL,每天 2 次。术后数日未排便者,用温生理盐水 1 000 mL 灌肠,以帮助粪便排出,但插入肛管时应避免对切口刺激,禁止硬性插入。若出现粪便嵌塞按粪便嵌塞处理,大便次数增多也应处理。

(五)疼痛的处理

患者对术后切口疼痛和排便时切口疼痛有恐惧心理,应对其进行有关的心理护理,增加对疼痛的耐受性。术中良好的麻醉、精细的操作,可使术后疼痛降到最低限度。而术后保持大便通畅,便前坐浴和便后热敷,是减轻排便时疼痛的重要有效措施。大多数患者术后疼痛均可耐受,疼痛明显者服用洛索洛芬钠片,成人每次 1 片,每天 2～3 次,或肌内注射布桂嗪 100 mg,必要时才用盐酸哌替啶 50 mg,可合用异丙嗪 25 mg,增强止痛作用。

(六)抗感染治疗

普通切口患者口服抗生素,常用有甲硝唑。对化脓性切口,多采用青霉素肌肉注射。青霉素过敏者,采用庆大霉素加甲硝唑静脉滴注。也可选用中成药如复方金银花片,有严重感染者可静脉给药。术后使用抗生素时间不宜过长,一般以 3 天为宜。

(七)肛门坐浴和热敷

肛门局部的坐浴和热敷通过肛门的加热,能缓解肛门括约肌痉挛,减轻疼痛,减少渗出,促进血液循环和炎症吸收,加速切口愈合。

1.熏洗坐浴

利用蒸气和水温对肛门进行加热,且有局部清洁作用。水温高时蒸汽熏浴,水温降至适度时坐浴。使用时将肛门切口浸泡在药液中,坐浴时间以 5～15 分钟为宜,过长时间、过高温度坐浴会引起肉芽组织水肿,影响切口愈合。常用药物:①硝矾,每次便后用硝矾洗剂 50 g 加开水 1 000 mL 冲化,先熏 10 分钟,待水温不烫手时,再洗 15 分钟。或使用中药祛毒汤坐浴。本法具有消肿止痛、收敛止血、去腐生新的功效,对术后局部感染、分泌物多、创面腐肉多、切口水肿等有良好的治疗效果。②高锰酸钾,在沸水中加入适量的高锰酸钾,浓度不超过 1∶5 000。熏洗坐浴在排便后进行,若治疗需要,每天可坐浴 1、2 次或使用中药祛毒汤坐浴。

2.热敷

热敷分为湿热敷和干热敷两种。湿热敷指用药物将纱布浸湿,稍拧干,敷于肛门处;干热敷常用热水袋置于肛门处。湿热敷费时费力,不常采用。

3.其他方法

如红外线照射,每天 1~2 次,每次 3~5 分钟。

(八)伤口检查

可以及时了解伤口愈合情况,发现异常及时处理。动作宜轻柔、避免暴力、减少检查次数,避免疼痛。应避开结扎线脱落时间,即术后 7~10 天,避免因检查引起结扎线过早脱落导致大出血。减少肛门镜的使用,减轻对切口的刺激。指诊和肛门镜检查可以了解切口愈合、肛门功能等情况。

(九)切口处理

术后切口的处理应根据疾病种类和手术方式的不同的情况做出相应的处理。

1.缝合伤口

其处理与普通外科伤口处理相同,即保持伤口清洁,术后 7 天拆线。但肛门伤口易被分泌物、大便污染,女性患者易被小便污染伤口,如出现切口污染情况,应及时冲洗清洁伤口和换药,避免引起感染。术后控制排便 3~5 天,有利于伤口愈合,减少伤口的污染和感染。如缝合伤口出现感染,应及时拆除缝线,予以对症处理。

2.开放伤口

肛门手术大多是开放伤口,由于分泌物、粪便的污染,应每天对伤口进行消毒和换药。

(1)术后 0.5~1.0 小时观察伤口有无出血,如有出血应及时处理。术后伤口存在不同程度的渗出,渗出物较多者应及时更换外层料。

(2)第一次未排便前换药只解除丁字带,更换外层敷料,不必取出凡士林纱条,减少疼痛或出血。

(3)排便后及时清洁换药,可用碘伏棉球或苯扎溴铵棉球清除伤口上的分泌物、粪便,伤口放置凡士林纱条或玉红膏油纱条,以促进伤口愈合。

(4)伤口肉芽组织新鲜,分泌物较少,用凡士林纱条或玉红膏纱条换药。伤口腐肉较多,创面不新鲜者,予红粉纱条换药,能去腐生新,待创面肉芽组织新鲜时改用凡士林纱条或玉红膏纱条换药。

(5)创面上残留的线头、棉纱等要及时清除,以免被组织包埋,形成异物刺激,而影响切口愈合。创面血管结扎线在 7 天左右自行脱落,不可过早强拉结扎线,以免引起出血,术后 10 天尚未脱落者,要及时拆除结扎线。

(6)保持引流通畅,防止假性愈合:大面积或深部脓肿,复杂性肛瘘术后存在较大、较深的脓腔和创道,由于引流不畅会引起再度感染,伤口不愈合或伤口粘连形成假愈合,遗留盲腔和瘘管,造成复发。在换药时必须保持引流通畅,防止切口粘连,使伤口从底部由里向外生长。

(7)术中组织损伤较多,术后伤口有粘连、狭窄倾向者,应及时扩肛,扩肛在术后 10 天左右进行。指法扩肛和器械扩肛均可,扩张时动作应轻柔,避免使用暴力,扩张口径由小逐渐变大。

(8)脓肿或肛瘘术后创面情况,橡皮筋已松动,于术后 10～15 天适当紧线,以助勒割。

二、并发症处理

(一)肛门失禁

肛门失禁是指肛门对粪便、气体、失禁、不完全失禁和感觉性失禁。

1.原因

(1)肛门及其周围组织损伤过重,术、脓肿和瘘管手术。黏液失去控制的一种严重并发症。临床根据失禁的程度分为完全瘢痕形成,肛门闭合功能不完导致失禁。

(2)肛门括约肌损伤过多损伤浅层及内括约肌可出现不完全失禁。切断肛管直肠环则导致完全失禁。如高位复杂性肛瘘切除。

(3)其他年老体弱、以往肛门功能不良或多次肛门手术者。

2.处理

(1)不完全失禁的处理。①提肛运动:可随时随地进行,每次 5 分钟以上,通过提肛,可使残留的括约肌得到加强,以代偿被损伤括约肌的功能。②药物治疗:使用益气养血的中药治疗,增强括约肌的收缩力,可口服补中益气丸。③按摩疗法:可按摩两侧臀大肌、肛提肌及长强穴,提高肛门的制约作用。④电针疗法:针刺人髎穴、肾俞穴、白环俞穴、承山穴等穴,配合电疗使肛门自主括约能力增强,缓解不完全失禁。

(2)完全性失禁,可行手术,但效果不理想。

3.预防

术中尽量减少对组织的损伤,避免瘢痕形成引起失禁,同时减少对肛管上皮和黏膜的损伤,保留排便感受器,减少对肛门括约肌的损伤,禁止切断肛管直肠环。不能切断肛尾韧带,耻骨直肠肌以避免肛直角消失而发生肛门失禁。

(二)肛缘水肿

1.原因

(1)手术操作不当,创缘循环障碍。由于手术使创缘局部原有的静脉、淋巴循环通路被破坏,或者创面压迫过紧,局部循环受阻,组织液滞留。①缝合张力较大:如皮肤切除过多,保留皮桥宽度小,缝合时切口张力势必较大,导致肛门部皮肤与皮下组织受牵拉压迫,影响淋巴与静脉回流,而形成水肿。②内括约肌痉挛:术前内括约肌痉挛或肛管压力较大,术中不作处理,术后肛门疼痛,又可刺激神经末梢引起内括约肌痉挛,加重水肿的产生。③肛门结构较严重地破坏:有范围较大的肛周脓肿及肛瘘,手术导致肛管缺损较大,缺损处压力失衡,容易为周围组织尤其是痔组织挤向该缺损中,引起水肿。④手术时间过长与术中牵拉过多:手术时间过长与局部组织受钳夹、牵拉过多,局部受损伤程度也相对加重,受感染的机会也相对增大,故术后易发生水肿。

(2)术后处理不当:①术后敷料压迫过紧,麻醉消失后肛门皮肤与皮桥不能回复到正常位置,导致肛管皮肤或皮桥嵌顿于肛门口,静脉与淋巴回流障碍,形成水肿。②术后过早地蹲厕大便或大便干燥,大便困难,导致皮桥受挤压、牵拉引起肛门部淤血,或者临厕努挣致肛门部静脉回流受阻而成水肿。③术后因惧怕疼痛,不能正常排便,粪便积滞压迫血管,使静脉、淋巴回流受阻造成水肿。④术后伤口感染引起肛门部组织炎变,手术切口感染,多因肛门部手术消毒不严格,术中不遵守无菌操作原则,或术后处理不适当,致切口感染,引起炎症性水肿。

(3)解剖方面的原因:临床上有的患者肛管组织甚至整个盆底下移,肛管上皮向下外移位(肛门括约肌结构仍不变),齿状线已下移到肛门缘位置。这种患者不管术中如何处理,术后水肿发生率特别高,甚至难以避免。

(4)麻醉原因:在局麻中,局麻药物注射过浅,又过分集中,使药液潴留于皮下组织间隙而发生水肿。

2.处理

(1)内治法以清热解毒、利湿、活血化瘀为治疗原则。常用止痛如神汤和凉血地黄汤加减。常用药有黄柏、黄芩、苍术、虎杖、金银花、生地、牡丹皮、赤芍、枳壳、荆芥等。

(2)外治法。①熏洗坐浴:应用苦参汤或祛毒汤熏洗坐浴。②药物湿敷:局部可用硫酸镁 30~60 g,加开水 200~500 mL 溶化后,湿敷患处,每天 2~3 次,每次 10 分钟。③油膏外敷:患处外敷黄连膏、马应龙痔疮膏等,并发感染者可外敷金黄膏。④理疗法：采用低功率激光、红外线、微波等照射、频谱治疗等，对消除痔术后水肿亦有较好的效果。

（3）其他。若属于敷料压迫过紧，影响局部血液、淋巴循环而致淤血性水肿，可适当松动敷料，减轻局部压力，促进血液、淋巴的回流。感染引起的炎性水肿，可选用适当抗生素。

3.预防

（1）注意麻醉方法。注射局部麻醉药时，浸润要均匀，不要在一处皮下大量注入，避免注射过浅及药物过于集中，或选用骶麻、腰麻等其他麻醉方法。

（2）选用正确的手术方法。①做好皮肤与皮桥复位：手术结束时要将肛管皮肤与皮桥皮肤理平，推回到肛管内，尽量少在肛管内填压过多吸收性明胶海绵与纱布等。只要止血彻底，在肛管内放置一条油纱布即可。②低张力缝合：保留足够的皮桥数量及宽度，如果缝合创面，要对创缘皮肤作适当分离，以减低张力。③选择性松解内括约肌：对内括约肌痉挛或肛管压力较高的患者，术中要注意松解内括约肌头。④注意保持肛门形态完整：对肛瘘、脓肿范围较大者，手术时注意尽量减少组织的损伤以免留下较大缺损。

（3）及时正确的术后处理。①大小便困难者，应及时做好润肠、软化大便和通利小便等措施，否则蹲厕过久可发生水肿。②术后适当使用抗生素，做好坐浴、清洗、换药工作。采用清热凉血利湿、解毒消肿的中药内服或外用，可减低术后水肿的发生。

（三）粪便嵌塞

1.病因

（1）麻醉反应、肠道蠕动减弱。术后并发症的预防及处理甚至出现粪便嵌塞。积极治疗有利于伤口恢复和防止伤口感染和出血。伤口疼痛、卧床及腹胀等原因致食欲缺乏，少渣流质饮食，食物中纤维素含量少，肠道蠕动减慢。

（2）术后肛门直肠神经末梢因受到损伤等刺激而引起疼痛，致使肛门括约肌痉挛，造成排便困难。

（3）恐惧排便，延长排便间歇时间，致粪便水分被吸收过多。

（4）手术中过多损伤齿状线附近组织，使排便反射破坏或降低。

（5）术后卧床时间过长，肠蠕动减慢。

（6）患者或因年老体弱，气血不足，或因手术损伤，气随血耗，排便无力，使粪便在肠内停留过久，肠燥便结，不易排出。

（7）使用阿片酊类抑制肠道蠕动的药物，或使用解热镇痛药汗出过多，肠内水分减少。

(8)术前行钡剂灌肠,钡剂没有完全排出而手术。

(9)既往有便秘病史。

2.处理

(1)有便秘病史者,术后酌情应用麻仁滋脾丸、麻仁润肠丸、番泻叶等通便药物。

(2)中药辨证论治。

(3)经上述治疗大便仍不能排出者可用开塞露或液状石蜡 40~60 mL,或 50%甘油 40~60 mL,或肥皂水 100 mL 灌肠。

(4)若术后第 4 天仍无排便者,可以用温生理盐水 500~1 000 mL 灌肠。

(5)术后 3~4 天无排便者,应行直肠指诊检查,如发现有粪便嵌塞者,应及时将粪块捣碎,取出肛外,然后行灌肠处理。

(6)术后肛门下坠,便意频繁者应进行肛管直肠指诊检查,明确粪便嵌塞的程度。

(7)如大量质硬或黏滞粪便嵌塞,需戴手套后将大便捣碎掏出。然后应用开塞露或甘油灌肠剂灌肠,将残留粪便排出。

(8)对大便干燥者可口服润肠通便药物,或针对患者的不同情况辨证施治应用中药治疗,如热结肠燥者可用大承气汤,气虚便秘者可应用补中益气汤。防止再次发生粪便嵌塞。

3.预防

(1)患者第一次排便前晚,服用润肠通便药物以助排便,如麻仁丸、液状石蜡等,必要时可外用开塞露助第一次大便的排出。

(2)多吃含纤维丰富的蔬菜水果。

(3)适当活动以增加肠蠕动,并指导患者养成良好的排便习惯。

(4)术前有便秘者,手术后当晚起服用润肠通便药物,如麻仁滋脾丸、麻仁润肠丸、槐角丸、番泻叶等药物,以防止粪便壅滞嵌塞于直肠。

(5)肛门疼痛明显者可于便前温水坐浴,疼痛缓解后再行排便。

(四)肛管皮肤缺损

1.原因

(1)术中切除皮肤过多,或切口太低,切除了 Parks 韧带,由于肛管上皮缺损,可牵拉直肠黏膜翻于肛门外面。

(2)肛管直肠外伤。

(3)因治疗目的在肛管周围注射或涂抹的药物剂量过大,造成肛管皮肤损伤。

(4)肛周感染如皮肤坏疽、坏死性筋膜炎等造成肛管皮肤缺损。

2.治疗

(1)较小的皮肤缺损可以通过坐浴、换药而自行修复。

(2)较大的皮肤缺损出现黏膜外翻、脱垂,或出现肛门狭窄、肛门失禁者,需手术治疗。采用肛门部皮肤移植术、肛管成形术,来修补肛管上皮的缺损,治愈黏膜外翻。

3.预防

避免在肛管周围注射或涂抹浓度过高、剂量过大的药物,以免皮肤化学性损伤。

(五)肛门坠胀

1.原因

(1)高位肛瘘手术结扎组织过多,或肛管直肠疾病术后换药因操作和填塞纱条、药物等异物的刺激,或术后局部组织的瘢痕挛缩,或粪便嵌塞等原因所致。

(2)炎症刺激。术后创面局部发生充血水肿,或引流不畅,或假性愈合继发感染等原因引起。

2.处理

(1)药物治疗:对坠胀较明显者可辨证服用清热利湿、解毒消肿的止痛如神汤加减,并配合清热解毒、活血祛瘀的祛毒汤等熏洗坐浴;肛内应用痔疮膏、痔疮栓等以利于坠胀的缓解。

(2)物理疗法激光、磁疗、热敷等均可促进局部血液循环,对缓解坠胀感有一定作用。

(3)手术治疗对桥形愈合引流不畅继发感染者,应及时手术引流。对局部瘢痕挛缩引起,经各种保守治疗不缓解的疼痛,可行手术松解。

3.预防

(1)术中操作应轻柔,结扎的组织尽量少,以避免术后局部组织的瘢痕过多。

(2)换药时纱条填塞应既保证引流通畅又不宜过多,不要用刺激性较大的药物敷布创面。

(3)术后注意保持大便通畅,便后坐浴以保持创面清洁,减少粪便残渣对创面的刺激。

(4)术后要注意休息,避免过多的活动。

(5)忌食辛辣刺激性食物,避免腹泻及便秘的发生。

(六)肛门直肠狭窄

1.原因

(1)肛门及周围组织损伤过多,形成瘢痕性狭窄、如多次行肛门局部手术,术中未能适当保留皮桥,肛管皮肤损伤过多,术后瘢痕组织挛缩引起肛管狭窄等。

(2)术后肛管部严重感染,发生大面积坏死,纤维组织增生,愈合后形成瘢痕性狭窄。

(3)术后直肠黏膜发生大面积感染形成黏膜下脓肿或直肠黏膜大面积坏死,也是造成直肠狭窄的主要原因之一。

2.处理

肛管和直肠狭窄程度较轻者,可采取保守治疗,即肛管和直肠扩张术,术后10~15天,每2~3天用手指扩肛一次,可防止因创面粘连引起狭窄,扩张时力量由轻到重,扩张的管径逐步扩大,避免暴力损伤组织,同时配合肛肠内腔治疗仪,术后10~15天,每天1次,连续7~10次或中药熏洗。常用熏洗方为活血散淤汤去大黄,能活血化瘀,软化瘢痕。

3.预防

(1)术中应选择适当切口,尽量减少对正常组织的损伤,保留足够的皮肤和黏膜桥,预防狭窄的发生。

(2)术后应定时检查,对有粘连和狭窄趋向者,要及时行扩张治疗。同时,熟练掌握药物注射技术,了解各种注射剂的药理作用,注射不能过深,药量不能过大,且必须严格无菌操作,防止感染。

(3)术后出现感染应及时处理,包括全身和局部用药,防止局部大面积化脓性坏死,引起狭窄。

(4)嘱患者术后不可长时间服用泻药维持排便。

(七)术后疼痛

1.原因

(1)解剖因素:齿状线以下的肛管组织由脊神经支配,感觉十分敏锐,受到手术刺激后可产生剧烈疼痛,甚至可引起肛门括约肌痉挛,导致肛门局部血液循环受阻,引起局部缺血而使疼痛加重。

(2)排便刺激:由于手术切除了病变组织,形成创面,加之患者的恐惧心理和手术刺激,使肛管经常处于收缩状态,因而排便时的刺激可引发撕伤性的剧痛。

此种疼痛又可加剧患者的恐惧心理,可使肛门括约肌在排便后长时间处于收缩状态,而致排便后的疼痛加剧。

(3)手术因素:肛门直肠手术时,损伤或创伤齿状线以下的肛管组织,术中钳夹、结扎括约肌,括约肌损伤后引起淤血、水肿,导致痉挛性疼痛。手术时对肛门皮肤损伤过重,牵拉组织过多也可引起疼痛。

(4)麻醉因素:麻醉不完全或麻醉作用消失后,肛门直肠的末梢神经受到刺激即可产生疼痛。

(5)其他反应或并发症影响:手术切口感染、肛门皮肤水肿、便秘、异物刺激等,可引起患者肛门直肠疼痛。此外,排尿障碍等并发症均可加重疼痛。肛门直肠术创面愈合后形成瘢痕,瘢痕挛缩压迫神经末梢而引起疼痛。

总之,术后疼痛的因素除与肛门区感觉敏锐等上述因素有直接关系外,患者的精神状况、耐受程度、术中麻醉方式的适当与否、病变范围大小、损伤的轻重等均有一定影响。

2.处理

手术后轻微的伤口疼痛一般不需治疗处理,若疼痛较为剧烈,应根据不同情况分别做出如下处理。

(1)手术后疼痛。①应用镇痛药物:术后可根据疼痛的轻重缓急酌情给予镇痛药物。一般可服索米痛片、布洛芬缓释胶囊、洛芬待因等;疼痛较重时可服盐酸曲马多或肌肉注射哌替啶等,也可应用硫酸吗啡栓纳肛。夜晚因疼痛重影响睡眠时,除止痛剂外还可配合应用镇静安眠药物,如可给予哌替啶 50 mg、异丙嗪 25 mg,肌内注射。②针刺镇痛:镇痛迅速,无不良反应。针刺时应注意手法的运用,一般用强刺激法,至疼痛减轻或消失时再予留针 10～15 分钟。取穴:承山穴、气衡穴、长强穴、八髎穴等。亦可应用耳针,在耳郭上找出反应点,用毫针刺激后再埋皮内针固定。平日可随时按压埋针处,以减轻疼痛。亦可以 0.5%～1.0%普鲁卡因 10～20 mL 行长强穴或承山穴封闭止痛。

(2)炎性疼痛。凡病变范围广泛,损伤较重或伴有炎性肿胀等现象者,采用中药镇痛效果较好,特别对术后肛缘肿胀所致疼痛效果尤佳。可用清热解毒、活血化瘀、消肿止痛之剂如止痛如神汤等内服或祛毒汤等煎汤熏洗、坐浴。亦可外敷九华膏、马应龙麝香痔疮膏、冲和膏等。对于感染所形成的脓肿,要及时切开排脓减压,开放引流;若是血栓形成,应在局麻下剥离摘除。每天可以用红外线进行肛门部理疗。如因肛门部伤口感染所致疼痛者,应在止痛的同时进行抗感染治疗。

（3）排便时疼痛。为了防止术后发生粪嵌塞或大便干结排出困难，术前术后均可酌情口服麻仁丸或果导片等，以减轻粪便冲击撕裂肛管伤口而引起疼痛。排便前，可用温水或中药坐浴，解除肛门括约肌痉挛，减轻粪便通过肛门时的阻力，排便后坐浴（用温水或 PP 粉坐浴），可清洁创面以减少异物对创面的刺激。若大便干燥，排出困难，可用甘油灌肠剂灌肠，或用开塞露 2 支挤入肛内，以软化大便、减轻排便时的疼痛。

（4）瘢痕疼痛。①由于瘢痕压迫神经末梢，偶尔可引起局部轻微的针扎样疼痛，一般不需处理。②频发的、明显的瘢痕疼痛，可外用瘢痕膏，局部注射透明质酸酶，或胎盘组织液，以促进瘢痕的软化吸收。③中药熏洗：大黄 15 g、芒硝 30 g、制乳香 15 g、没药 15 g、桃仁 12 g、红花 12 g、当归 12 g，水煎外洗，每天15～20 分钟，每天 1、2 次，以软坚散结、活血化痰、通络止痛。④局部可用红外线照射，超声波治疗或中短波进行透热治疗。⑤瘢痕挛缩、肛门狭窄致排便困难时，应切除瘢痕，松解狭窄，使粪便排出通畅。

3.预防

（1）术前做好患者的思想工作，使其消除顾虑，坚定信心，与医护人员密切配合。

（2）手术时麻醉要完全，术中针对病情及患者体质，选择适当的麻醉方法。

（3）严格无菌操作，手术操作细心，动作轻柔，避免任意过度牵拉或挤压非手术区域的健康组织，尽量减少刺激和损伤。注射硬化剂或坏死剂时，切勿注入肛门括约肌内和齿状线以下的痛区；肛门直肠手术，损伤肛管组织较多，或肛管平素狭窄细小者，可在手术时酌情切断内括约肌和外括约肌皮下部，以防止肛门括约肌痉挛。

（4）局部应用长效止痛剂：此方法主要适用于肛门直肠疾病的术后止痛。如高位肛瘘切开挂线术。可在手术结束前在局部切口周围注射适量复方亚甲蓝长效止痛注射液、高乌甲素、复方利多卡因注射液等长效止痛药物。用 5 号针头在肛门周围和切口边缘皮内均匀地点状注射，根据临床观察长效麻醉剂的注射应在创缘 0.5 cm 之内，甚至创面基底部，注射较远，效果不佳。此法特点是一次用药后发挥作用时间长，避免了反复用药，且操作简便，不良反应小。

（5）注意创面处理：术后嘱患者多食香蕉等水果，或口服蜂蜜等润肠通便之品，避免大便干燥，以减轻排便对创口的刺激，以防止大便干结而引起排便疼痛。每次大便后及时坐浴熏洗，换药时动作轻柔，操作细心，药条放置合理，保持创口引流通畅。

(八)术后大出血

1.原因

(1)原发性出血。①术中止血不彻底,结扎线脱落或术中对搏动性出血点未做处理;或创面过大,渗血过多,如环状混合痔、严重的脓肿和肛瘘等由于术中损伤太大,创面渗血较多引起大出血。②肾上腺素具有收缩血管的作用,术中使用肾上腺素,使血管收缩,术野清晰,而术后药物作用消失,血管扩张可出现大出血。③术后当日过早离床活动或排尿、排便,丁字带过松引起大出血。

(2)继发性出血。①局部检查方法不当、换药粗暴,或指诊、肛门镜检查、扩肛时使用暴力,损伤正常组织,或过早强拉结扎线造成组织损伤等。②局部感染、组织发生化脓感染、坏死,使局部组织和其下的血管损伤破裂,引起大出血。③注射硬化剂时操作不当,药物浓度过高,剂量过大,注射过深或过浅,药物分布不匀,都能引起组织大面积坏死,诱发出血。④高血压及动脉粥样硬化症使血管压力增高引起出血;门脉系统高压如肝硬化等,使门静脉系统回流障碍,压力升高导致出血。血液系统疾病如血友病、白血病、再生障碍性贫血等,因凝血机制障碍而出血。

2.处理

(1)若大量出血多不能自然止血,必须立即采用止血措施。

(2)用云南白药撒敷到创面或用吸收性明胶海绵压迫止血。

(3)对术后创面出血或明确的止血点,必须在麻醉下缝扎止血,重新结扎出血点。

(4)对术后出血点不明确或广泛出血时,可采用纱布压迫、气囊压迫止血、纱布卷压迫止血:取中空硬胶管或粗肛管,长10cm左右,外裹凡士林纱布块多层,卷粗些,直径约3 cm,外层涂一层凡士林油或消炎膏,缓慢放入外科肛管,也可用两叶肛门镜扩肛下置入创面上。为防止纱布卷滑入直肠腔,可将纱布卷和胶管用丝线缝合一针,并固定缝在外敷纱布块上。借胶管观察是否继续出血而流出肛外纱布上,但肠腔积血不可能一次排净,仍有陈旧性暗红色血水和小凝血块排出无妨,如尚有新鲜血液流出,则应密切观察。

(5)因感染导致出血者应及时给予大剂量抗生素以有效地控制炎症,同时应卧床休息,控制排便,利于创面的修复。

(6)出血量较大、血压下降者,应及时补充血容量,保持水、电解质平衡。

(7)若出现失血性休克,须紧急抢救,主要包括补充血容量和积极治疗原发病、制止出血两个方面。①一般急救措施。首先嘱患者去枕平卧或双下肢抬高

20°,增加下肢静脉回心血量,就地抢救,不宜搬动;其次,保持呼吸道通畅,鼻导管或面罩间断吸氧;最后,尽早建立静脉输液通路。②补充血容量(扩容):可根据血压和脉率的变化来估计失血量。首先,可经静脉快速滴注 5% 葡萄糖或糖盐水、生理盐水和林格液。并加入维生素 C 2.5~5.0 g,氨甲苯酸 0.3~0.4 g 和抗生素,45 分钟内输入 1 000~2 000 mL。再补充胶体如 706 代血浆、低分子右旋糖酐,尽快补充有效循环血容量,改善组织血液灌注。③血管活性药物:如休克在迅速补充血容量后仍不见好转时可考虑用血管活性药物。一般多巴胺剂量为 100~200 mg 加间羟胺 20~40 mg 于 5% 葡萄糖溶液 500 mL 中静脉滴注,每分钟 20~30 滴,收缩压维持在 12.0 kPa 即可。④纠正酸中毒:血气分析结果,若 pH<7.3,补充 5% 的碳酸氢钠 100~200 mL。⑤输血:不贫血的成人,1 000 mL 以内的失血可不输血,代之以失血量 3~4 倍的平衡液或相当于失血量代血浆溶液。若失血量多继续有大出血,上述治疗不能维持循环容量时,可输血(全血或浓缩红细胞)。⑥止血:在补充血容量的同时如继续出血,难以保持血容量稳定,所以休克也不易纠正。应在保持血容量的同时,在麻醉下结扎出血点。

总之,对大出血伴有休克者应在局部止血的同时迅速抢救休克,一定要边止血边抗休克,越早越好。不能等待纠正休克后再去止血,徒劳无功。

3.预防

(1)术前必须详细了解病史,进行全面的体格检查。有凝血功能障碍及有出血倾向者,应给予治疗,等凝血功能恢复,疾病得到控制后再进行手术。

(2)术中止血应彻底,特别是术中使用肾上腺素时尤应注意。

(3)术后换药检查要轻柔,切忌使用暴力,同时应尽量减少检查次数。在痔核脱落期间,尽量减少剧烈活动,给一些润肠通便药物,防止大便干燥避免做肛镜检查等。

(九)术后发热

1.原因

(1)手术损伤、异物刺激。由于手术切割等可使术区部分组织细胞死亡,死亡的细胞术后渐被机体吸收,可出现发热;术中异物存留,如高位肛瘘挂线,局部因异物刺激,可致术后发热。另外,肛瘘等手术未彻底清除的残留坏死组织的吸收也可引起术后发热。

(2)感染。轻度感染可无发热。感染重时,由于毒素的吸收,可致发热。

(3)并发其他疾病,如术后感冒、上呼吸道感染、尿路感染等。

2.处理

(1)手术后吸收热。一般不需特殊处理,几日后发热可自行消退。如体温虽不超过 38 ℃,但自觉症状较重,或体温超过 38 ℃或并发外感时,可用解热镇痛药如对乙酰氨基酚。如突然高热可肌肉注射阿尼利定,每次 2 mL。中药解表剂对术后吸收热尤其并发外感时,效果较好。可服银翘散、桑菊饮等。

(2)感染发热可用抗生素等抗菌药治疗,或服清热解毒和清热利湿剂。感染局部也要做必要清创处理。如持续发热,体温升高明显或体温波动较大,伴随出现伤口疼痛,肛门部坠胀感明显,应考虑伤口感染或脓腔处理不彻底,应仔细检查伤口并及时清创引流,积极控制感染灶。并可于处理感染灶后,给予抗生素控制感染,防止病情进一步加重。

3.预防

(1)术前如有发热,应查明原因,积极治疗,待体温正常后再行手术。

(2)严格无菌操作,术后注意创腔引流。

(3)术前、术后应用抗生素预防感染。

(十)继发感染

1.原因

(1)手术或异物造成肛窦损伤而引起肛窦炎,并可沿肛腺管和肛腺体蔓延。

(2)创口处理不当,如留有无效腔或止血不彻底而形成皮下血肿等继发感染。

(3)创面部引流不畅,积液、积脓。损伤或结扎较大血管,影响局部血供。因消毒不严,细菌随药品和器械进入组织。

(4)年老体弱患者,因本身抵抗力差,也易感染。

(5)无菌观念不强,消毒不严。操作粗暴,组织损伤多,创面粗糙。术后护理不当,创面换药错误,创面污染。年老体弱或糖尿病患者,易引起伤口感染。

(6)局部伤口缝合,未及时拆线,或局部粪便污染导致缝合局部感染。

(7)伤口粪便污染未及时处理。

2.处理

(1)局部出现红、肿、热、痛等感染征象时应及时处理,可外敷金黄散或黄连软膏,缝合的伤口可做间断拆线。

(2)因感染继发大出血者,在止血的同时,应控制感染,促进创面修复。

(3)应用抗生素为防止感染扩散,对患者做全身性抗感染治疗。

(4)中药熏洗。

(5)筋膜以下的严重感染应及早扩创,多切口引流减压。对有窦道形成的应做利于引流的8字切口,同时清除肉芽组织。对少数的特异性感染应大胆扩创,清创彻底。

3.预防

伤口感染的形成是一个由量变到质变的过程,即由轻度沾染一污染一感染三种不同程度。伤口感染的预防首先要防止伤口受污染,还应争取使轻度沾染者向清洁转变,加速伤口愈合。

(1)手术前准备需充分,尽量清除会阴部异物颗粒、油垢、细菌等。

(2)手术时,应严格遵守无菌操作规则,彻底消毒手术部位及周围皮肤。如做内痔注射时必须在每次进针前进行消毒。

(3)手术要细致,尽量减少患者组织损伤。皮瓣对合应整齐,缝合不留无效腔,一般不做分层缝合,引流口应通畅。

(4)对潜行切断(如肛裂侧切等)的术式,应注意止血,防止形成皮下或深层组织的血肿。

(5)患者每天便后及时坐浴熏洗;换药时,要注意患者创面清洁,肛瘘换药要保持引流通畅,使肉芽从基底部向上生长,防止皮瓣桥形愈合。

(6)对手术损伤较重、年老体弱、气血不足的患者,术后可内服中药黄连解毒汤、五味消毒饮、仙方活命饮等,以清热解毒,预防感染;服用补中益气汤、四物汤等方加减,以益气养血扶正,增强机体抗病力,必要时可给予全身支持。

(7)抗生素的预防用药:口服甲硝唑 0.2 g 每天 3 次,或术前一天起肌肉注射或静脉滴注抗生素每天 2 次至术后 3 天。

(十一)创口延迟愈合

1.原因

(1)患者体质虚弱,营养不良,或有其他慢性疾病,如糖尿病、血液病、结核病、过敏体质等。

(2)手术切除皮肤太多,中间保留皮肤不够,肛管扩张功能不良,影响伤口愈合。

(3)术中切除皮肤过少,伤口中间保留皮肤太多,伤口对合不好,形成结节。

(4)肉芽组织过生或水肿,影响愈合。

(5)术时不仔细,未找到内口或内口处理不当,瘘管残留。

(6)伤口深部留有空腔,引流不畅形成窦道。

(7)引流不畅,创缘内翻。

(8)异物遗留(如线头、布类、敷料、过多凡士林残留等)。

(9)换药不当,处理欠及时,造成伤口粘连、假道形成,甚至伤口感染。

(10)有溃疡性结肠炎或克罗恩病存在。

2.处理

如果伤口生长缓慢,首先应仔细进行检查,找出原因。如为手术处理不当,可再次手术,切开肛瘘支管道,处理内口。如为肉芽组织水肿,可用高渗盐水湿敷或采用祛腐生肌中药外敷,无效时应予以剪除,出现桥形愈合应及时剪开,皮缘内翻应予修剪。如感染形成脓肿者,应及时切开引流。术后可配合使用理疗促进伤口局部循环,腐肉较多时,可使用红粉纱条祛腐生新。上皮组织生长缓慢的,可在局部使用珍珠粉等药物,促进上皮生长,加速组织修复。

3.预防

预防术后伤口愈合缓慢,首先在术前应明确患者是否有其他慢性疾病,如果有,应适当控制后再行手术。手术时,应根据不同病情选择适当的切口,避免切除过多皮肤而致切口过大。肛瘘或脓肿手术时,还应仔细寻找原发口,明确瘘管的形态和走向,切忌人为造成"内口"。对内口和所有管道都要正确处理,使引流通畅。换药时应注意伤口情况,及时清除伤口内异物,发现问题及时处理,确保伤口从基底部向外生长。

(十二)晕厥

1.原因

(1)血管抑制性晕厥:常因手术刺激所引起的疼痛、恐惧、受惊、情绪紧张等因素诱发。通过反射而产生广泛的周围小血管扩张,血压显著下降,脑部在低血压的状态下出现缺血,而发生晕厥。

(2)排尿性晕厥术后排尿或排尿结束时突发晕厥,多见于成人男性。

(3)直立性低血压常见于术后卧床突然站立者,或高血压病患者使用氯普芬等降压药物后,或脑动脉硬化及慢性营养不良等患者。

(4)颈动脉窦综合征常见于颈动脉窦过敏,用洋地黄后、颈动脉硬化、血栓形成或狭窄,突然转动颈部或衣领过紧,肛肠手术时均可诱发晕厥。

(5)心源性晕厥心律失常、其他心脏病。

(6)脑源性晕厥脑动脉硬化。

(7)其他晕厥,低血糖、急性失血、极度疲劳、贫血等。

2.处理

晕厥发生突然,但常能迅速好转,一般采用以下措施。

（1）检测心率、血压、呼吸情况。必要时应查血糖。

（2）晕厥发作，立即平卧，头低脚高位，松解衣领。必要时给予吸氧。

（3）若为大出血，迅速补充血容量，立即止血。

（4）针刺人中穴、百会穴、涌泉穴等。

（5）饮热茶、姜糖、糖开水。

（6）恢复慢者，可用50%葡萄糖40 mL静脉注射，麻黄碱0.25 mg、肾上腺素0.3 mg皮下注射。

3.预防

（1）术前详细询问病史，心脑病史、晕厥史，全面查体，进行必要的化验检查。

（2）对有可能发生者，予以提防，有专人护理。

（3）精神紧张者，做好心理疏导，术前用药。术中血污纱布、器械等应避开患者，尽可能减少刺激。

（4）麻醉应充分，尽量减少疼痛。

第五节　非手术治疗

一、肛周脓肿的非手术治疗

（一）中医内外治法

1.内治法

（1）热毒蕴结证。

证候:肛周突然肿痛，持续加重，肛周红肿，触痛明显，质硬，皮肤焮热;伴有恶寒，发热，便秘，尿赤;舌红，苔薄黄，脉数。

治法:清热解毒。

方药:仙方活命饮或黄连解毒汤加减。

主要药物:穿山甲、皂角刺、当归尾、银花、赤芍、乳香、没药、天花粉、防风、贝母、黄芩、黄连、黄柏等。

（2）热毒炽盛证。

证候:肛周肿痛剧烈，持续数日，痛如鸡啄，夜寐不安，肛周红肿，按之有波动感或穿刺有脓，恶寒发热，口干便秘，小便困难，舌红，苔黄，脉弦滑。

144

治法:清热解毒透脓。

方药:透脓散加减。

主要药物:当归、生黄芪、炒山甲、川芎、皂角刺等。大便秘结者加生大黄(后下)、玄明粉(分冲);小便短赤者加赤苓、萆薢、车前草。

(3)阴虚毒恋证。

证候:肛门肿痛,皮色黯红,成脓时间长,溃脓稀薄,疮口难敛,午后潮热,心烦口干,舌红,少苔,脉细数。

治法:养阴清热,祛湿解毒。

方药:青蒿鳖甲汤合三妙丸加减。

主要药物:青蒿、鳖甲、生地、知母、苍术、黄柏、牛膝等。加减法:肺虚者,加麦冬、沙参、马兜铃;脾虚者,加白术、山药、扁豆;肾虚者,加龟甲、玄参,生地改熟地。

(4)正虚邪伏证。

证候:素体虚弱或气血亏虚,疮形平塌,皮色紫暗不鲜,按之不热,触之痛轻,脓成缓慢,或溃后久不收口,脓水清稀;纳食不香,腹胀便溏;舌质淡,苔薄白或白厚,脉沉细。

治法:益气补血,托毒敛疮。

方药:托里消毒散加减。

主要药物:人参、当归、川芎、白芍、白术、银花、茯苓、皂角刺、黄芪等。加减法:肺虚者,加沙参、麦冬、旱莲草;脾虚者,去知母、黄柏加白术、山药、扁豆、黄芪;肾虚者,加川断、狗脊、补骨脂等。

2.外治法

(1)药线疗法。用大黄、大戟、连翘、巴豆、花蜘蛛等22味中药与细双股生丝线反复熬制而成的药线挂线治疗肛周脓肿。药线操作要点在于选择药线的粗细和长短以不堵塞管腔、影响引流为度。药线插入创腔底部后要稍稍提出少许,以免损伤新生肉芽;根据肉芽生长的情况,药线要逐步打短;打药线不盲目深探,以促进肉芽组织生长。通过将药线插入创口,利用药线之线形,使坏死组织附着于药线而使之外出;同时刺激创腔,调整局部功能状态,恢复局部气血正常运行的整体环境。因此药线疗法具有促进创面生理性修复的功效,并可防止瘢痕形成,提高修复质量。该方法同时具有痛苦少、方便易学、患者可自行操作更换等优点。

(2)熏洗法。中药熏洗疗法常用具有清热燥湿、祛腐生肌、消肿止痛的苦参汤、消肿止痛洗剂、仙方活命饮、金玄痔科熏洗散等熏洗坐浴以减轻痛觉神经的兴奋性和传导能力,通过温热刺激,对局部组织充血和水肿起到缓解消除的作用,并对病灶有较强的抑菌消炎作用。①仙方活命饮:仙方活命饮起到活血止痛、消肿溃坚、清热解毒之功效。方中赤芍、乳香、没药、陈皮、当归尾为臣药,有消肿止痛行气通络、活血散瘀之效,使邪无滞留之所,瘀祛肿消;防风、白芷有散结消肿、疏风解表、透达营卫之效;皂角刺、穿山甲走窜行散,最善通络,溃坚消痛,无脓可溃散,有脓可透脓;贝母、天花粉清热化脓、消肿散结消瘀;六药共为佐药;甘草清热解毒,调和诸药为使药。方药包括白芷 3 g,贝母 6 g,防风 6 g,赤芍 6 g,当归尾 6 g,甘草节 6 g,皂角刺 6 g,穿山甲 6 g,天花粉 6 g,乳香 6 g,没药 6 g,金银花 9 g,陈皮 9 g。准备好熏洗药液,以药液蒸汽熏蒸患处 5～10 分钟,然后进行坐浴 5～10 分钟,在药浴过程中轻柔擦洗患处,结束后用无菌纱布擦干,外敷小棉垫,早晚各 1 次。②苦参汤:方中苦参、黄柏为君药,具有清热燥湿、泻火解毒、利尿及杀虫之功效;蒲公英、黄连、蛇床子及金银花具有清热解毒、消肿止痛之功效,共为臣药;冰片、赤芍、牡丹皮为佐药,有消肿止痛、活血化瘀之功效;芒硝、滑石为佐使药,具有清热消肿、收湿敛疮的功效。方药包括苦参 30 g,黄柏 25 g,黄连 20 g,蒲公英 15 g,蛇床子 15 g,银花藤 15 g,冰片 15 g,芒硝 15 g,滑石 10 g,赤芍 10 g,牡丹皮 15 g。每天 1 剂,水煎取汁 500 mL,分 2 次坐浴熏洗。

(3)外敷疗法:脓肿初起,用金黄散调膏外敷患处,每天 1 次;虚证者,以冲和膏或阳和解凝膏外敷。溃脓后期,用消炎生肌膏、象皮生肌膏或九一丹,化腐提脓,祛腐生肌,敛创收口。术后可用紫草油纱条贴敷于创面处。①金黄散加减:金黄散加减起到清热解毒、软结消肿、祛风燥湿,有"推陈致新"之效用。方中大黄气味俱厚,走而不守,荡涤积聚,无所阻碍,改善局部血液循环,降低毛细血管的通透性,达到消除肿胀的目的;七叶一枝花、当归、皂角刺助大黄行气活血;金银花、青黛、芙蓉叶、黄柏、姜黄清热解毒、利湿消肿;朴硝软坚散结;白芷祛风燥湿;冰片清热止痛。方药包括大黄 20 g,天花粉 15 g,连翘 20 g,青黛 50 g,芙蓉叶 10 g,当归 50 g,黄柏 20 g,金银花 10 g,姜黄 5 g,白芷 20 g,七叶一枝花 20 g,败酱草 10 g,皂角刺 5 g,冰片 5 g。研末,用麻油或蜂蜜调敷。②橡皮生肌膏:象皮生肌膏具有生肌收口、活血化瘀,促进创面愈合的功效,多用于术后疮面的愈合。方中当归活血止血,乳香、没药活血化瘀止痛,生地黄清热凉血,石膏敛疮生肌、收湿止血。象皮中含有大量的胶质蛋白、碳水化合物和无机盐等,且无毒。象皮配合其他药物能治疗多种疾病,配合乳香、没药具有增强活血止痛的功效,在中医上是不可多得的疗伤圣药。方药包括当归 20 g,乳香 10 g,没药 10 g,生地黄30 g,石膏 20 g,象皮 15 g。2 g局部涂抹,每天 1~2 次。③紫草油:紫草油药味较少,由金银花、紫草、白芷、冰片 4 味药组成,具有凉血解毒、化腐生肌的作用。常用于术后换药促进创面愈合。方中金银花具有清热解毒功效,紫草具有解毒祛斑、清热消肿的功效,冰片具有清热解毒、防腐生肌的功效,白芷具有活血排脓,生肌止痛的功效。方药包括金银花 15 g,紫草 5 g,冰片 5 g,白芷 2 g。纱布剪成小条,居然浸润后备用,术后常规结束后,将紫草油纱条填塞于创面处,每天 1 次或 2 次。

(4)艾灸治疗。基于对经络、腧穴的作用以及艾灸的特殊理化作用,有研究者运用艾灸盒灸八髎穴艾条温和灸创面局部对肛痈术后促愈进行研究,发现其可促进坏死组织脱落,减少并发症。而温和悬灸长强穴(距离穴位皮肤 3~7 cm),能够在治疗 10 分钟左右明显缓解肛痈术后的换药疼痛,可提高艾灸运用的接受度。而通过熏灸器行艾烟熏肛痈创面可减轻疼痛及水肿,且无不良反应。艾灸可能通过多种途径(温热效应、红外辐射、整体调节艾叶的本身功效等)起到抗病毒、抗菌、镇痛等作用。另外,在换药前予毫针泻法针刺双侧合谷、足三里、束骨、内关穴,得气后留针 20 分钟,每 5 分钟行针 1 次,可减轻换药疼痛,减少止痛药的使用。

(5)针刀治疗。钩刮小针刀疗法适用于皮下脓肿。钩刮小针刀疗法取截石位将骶尾部托起。在局麻或骶管阻滞麻醉下,采用圆头缺口电池灯肛门镜插入肛管直肠病变一侧(图 5-27)。①黏膜下脓肿隆起不明显,则应用钩状小针刀从脓肿上缘纵行钩割,致脓肿下缘,术毕。②黏膜下脓肿隆起明显,则再应用刮匙小针刀,从其脓肿下缘插入脓肿腔中,并旋转一圈,拔出。脓液外溢,术毕。③肛门挤入九华膏。

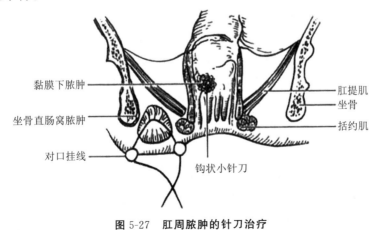

图 5-27　肛周脓肿的针刀治疗

探针小弯刀一期对口引流适用于治疗骨盆直肠窝脓肿。采用腰俞穴麻醉,常规消毒尾骨尖前肛旁皮肤,在脓肿波动最明显处,尽量选择近肛门缘处做洞式切口,脓液流出后;右手持探针小弯刀前段的探针插入脓肿腔中,于直肠环上寻找其内口。此时左手示指伸入肛管中,与其探针自然无阻力,相触即为内口。然后,顺着探针折弯将其拉出肛管外,将齿线以下脓肿壁利用探针后段小弯刀切开。而超过括约肌直肠环部的内口给予挂橡皮筋回退3 cm再结扎紧。对双侧脓肿,单纯给予挂橡皮筋,行对口引流;橡皮筋勿扎紧,以发挥引流作用。因其主瘘脓肿来自同一个内口,当第1个挂紧的橡皮筋脱掉后,再依次分别剪断、加压第2个和第3个引流橡皮筋,以消脓膏纱布条引流外敷(图5-28)。

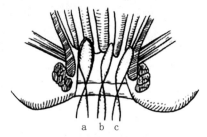

a b c

图 5-28 骨盆直肠窝脓肿挂线疗法

注:a,b,c,3 根挂线

(二)拖线疗法

拖线疗法是根据中医学"腐脱新生"的理论,吸收现代外科"微创"理念而改进的术式,保护了肛门直肠正常形态和功能完整,保持肛管外括约肌和内括约肌反射完整,最大限度地减少瘢痕组织,减少肛管缺损,从而避免肛门失禁、肛门狭窄及肛门畸形等并发症。适用于后位马蹄形肛周脓肿。

后位马蹄型肛周脓肿内口一般在后正中位,结合术前检查,可以准确寻找内口。可通过示指触摸探针方向,缓慢寻找内口,内口通常在肛门隐窝处,亦可用探针从肛隐窝处反向探查内口,切忌暴力操作,形成假阳性。术中彻底清除感染的肛腺和内口,对后位马蹄型肛周脓肿的肛管后深间隙进行充分引流,因脓肿病变范围广、位置深,主灶切开后,可伸入示指探查及分离脓腔间隔。对于较大的脓腔可采用小切口、多切口,两切口之间不超过5 cm,用拖线疗法进一步保持引流通畅,最远切口要接近脓腔最低点,防止腔内残留炎性渗液及肠道污物,继而复发形成肛瘘。术后合理使用抗生素加强换药、可促进组织加快修复。术后3天可让患者中药坐浴熏洗,可通过转动拖线清理腔内腐肉,并将去腐生肌药膏带入腔内。因脓腔广而深,切口多,换药时动作轻柔,切忌暴力。

二、肛瘘的非手术治疗

(一)中医内外治法

1.内治法

(1)湿热下注证。

证候:肛周经常流脓液,脓液黄白稠厚,有臭味,肛门肿胀疼痛,局部灼热,肛周有溃口,按之条索状通向肛门,大便不畅,小便短赤,舌红,苔黄腻,脉弦或滑。

治法:清热利湿。

方药:二妙丸合萆薢渗湿汤加减。

常用药物:黄柏、苍术、萆薢、薏苡仁、赤茯苓、牡丹皮、泽泻、滑石、通草。便秘者,加大黄(后下);湿热较盛者,加龙胆草、栀子;剧痒者,加浮萍、白蒺藜。水煎服,每天一剂,分两次服。

(2)肝肾阴亏证。

证候:肛周溃口,外口凹陷,周围颜色暗淡,脓水清稀,漏管潜行,局部常无硬索状物可扪及;形体消瘦,潮热盗汗,失眠少寐;食欲不振,舌红少苔,脉细数。

治法:滋阴清热。

方药:青蒿鳖甲汤加减。

常用药物:青蒿、鳖甲、细生地、知母、丹皮。若暮夜早凉,渴饮,去生地,加天花粉,以清热生津止渴;若兼肺虚,加沙参、麦冬,以滋阴润肺。水煎服,每天一剂,分两次服。

(3)正虚邪恋证。

证候:肛周流脓液,质地稀薄,肛周隐隐作痛,外口皮肤暗淡,漏口时溃时愈,肛周有溃口,按之较硬,或有脓液从溃口流出,且多有索状物通向肛门;舌淡、苔白,脉濡。

治法:托里透脓。

方药:托里消毒散加减。

常用药物:党参、生黄苗、白术、白芷、升麻、当归、枳壳、甘草、细辛。若热毒壅盛者,加银花、野菊花、蒲公英;若湿热重、苔黄腻者,加栀子、黄连、胆草、滑石。水煎服,每天一剂,分两次服。

(4)气血两虚证。

证候:肛瘘经久不愈,脓水稀薄,外口肉不鲜,色魄白,少气懒言,四肢乏力;舌淡,苔白,脉细弱。

治法:气血双补。

方药:八珍汤加减。

常用药物:人参、白术、白茯苓、当归、川芎、白芍药、熟地黄、甘草。若以血虚为主、眩晕心悸明显者,可加大地黄、芍药用量;以气虚为主、气短乏力明显者,可加大人参、白术用量;兼见不寐者,可加酸枣仁、五味子。水煎服,每天一剂,分两次服。

2.外治法

(1)药线疗法:药线俗称纸捻或药捻,大多采用桑皮纸,也可应用丝棉纸或桑皮纸等按使用需要,将纸裁得宽窄长短适度,搓成大小长短不同的线形药捻备用。目前将捻制成的药线,经过高压蒸气消毒后应用,使之无菌而更臻完善。采用药线引流和探查,具有方便、痛苦少、患者能自行更换等优点,药线插入瘘管内尚能探查瘘管的深浅。

药线的类别有外粘药物及内裹药物两类,目前临床上大多应用外粘药物的药线。外粘药物多用含有升丹成分的方剂或黑虎丹等,有提脓去腐的作用。内裹药物多用白降丹、枯痔散等,有腐蚀化管的作用。

使用药线插入疮口时,应留出一小部分在疮口之外,并应将留出的药线末端向疮口侧方或下方折放,再以膏药或油膏盖贴固定。当脓水已尽、流出淡黄色黏稠液体时,即使脓腔尚深,也不必再插药线。

(2)外敷疗法:根据肛瘘的辨证分型,选用适当的药物和剂型,敷于患处,达到消炎止痛、促进局部肿痛消散或穿破引流、去腐生肌的目的。常用的方法有箍围药、油膏和掺药等。

箍围药:是将药粉用酒、茶汁、蜂蜜、鸡蛋清等调制成糊状,外敷于局部的治疗方法。大抵以醋调的,取其散瘀解毒;以酒调的,取其助行药力;以鸡蛋清调的,取其缓和刺激;以油类调的,取其润泽肌肤。它是借药粉的箍集围聚、收束疮毒的作用,从而促使肿疡初起轻者可以消散,即使毒已结聚,也能促使疮形缩小,趋于局限,早日成脓和破溃。即使在脓肿破溃后余肿未消者,也可通过敷药消其肿,截其余毒。箍围药适用于肛瘘局部红肿热痛者。常用方药有如意金黄散、玉露散等。金黄散、玉露散用于肛瘘红肿热痛明显者;回阳玉龙散,用于阴证疮疡;冲和散,用于半阴半阳证疮疡。敷贴时,未破溃者宜敷满整个红肿区域;溃疡形成者宜敷患处四周,溃口不要涂布。箍围药敷后干燥之时,宜时时用液体湿润,以免药物剥落及干硬板结致患者局部不适。

油膏:是将药粉与凡士林等一起调匀,或与黄蜡、油脂等一起熬制成油膏,用于涂敷创面的治疗方法。适用于肛瘘已经闭合或引流不畅,局部出现红肿热痛者。常用药有金黄油膏、玉露油膏、红油膏、生肌玉红膏等。金黄油膏、玉露油膏适用于肛瘘急性脓肿期伴有红肿热痛者;红油膏用于一切溃疡;生肌玉红膏用于一切溃疡腐肉未脱、新肉未生之时或日久不能收口者;生肌白玉膏用于溃疡腐肉已净、疮口不敛者。使用油膏时要注意,用于肛瘘急性炎症未化脓时宜厚敷,范围要大于肿块边缘,以箍毒消肿;溃疡脓水较多,应薄而勤换,以免脓水浸淫皮肤,不易收敛;若对药物过敏者,则改为他药;溃疡腐肉已脱、新肉生长之时,也应薄贴,若过于厚涂则使肉芽生长过度而影响疮口愈合。

掺药:古称散剂,现称粉剂,是将各种不同的药物研成粉末,根据制方规律,并按其不同的作用,配伍成方,用时掺布于膏药或油膏上,或直接掺布于病变组织,或黏附在纸捻上再插入疮口内的治疗方法。配制掺药时,应将药物研极细末,研至无声为度。其中植物类药品,宜另研过筛;矿物类药品,宜水飞;麝香、樟脑、冰片、朱砂、牛黄等香料贵重药品,宜另研后下,再与其他药物和匀,并以瓷瓶贮藏,塞紧瓶盖,以免香气走散。掺药可分为消散药、提脓祛腐药、腐蚀药与平胬药、生肌收口药、止血药等五种。肛瘘时常用的掺药有两种。①提脓化腐药:适用于脓肿溃后、脓水未净、腐肉未脱或瘘管引流不畅者,常用方药如九一丹、八二丹、五五丹。这些药多为含汞制剂,属有毒药品,应慎用;对升丹过敏者应禁用;对大面积创面,也宜慎用提脓化腐药,以防其中的汞被过多吸收而发生汞中毒。②生肌收口药:适用于肛瘘术后、腐肉已脱、脓水将尽时,能促进肉芽和上皮生长。常用的生肌收口药有生肌散、皮粘散。使用掺药时应注意:将药物用棉纸或桑皮纸包敷,保持湿润,以充分发挥药效,并可防止干落;如患者用药后出现皮肤发痒、发红、起疹、起疱,多为皮肤对药物过敏,应立即停止用药,并予清洗,改用其他药物或治法。必要时应同时针对过敏做局部或全身用药。

(3)熏洗坐浴疗法。应用具有清热解毒、消肿止痛、凉血止血、祛风燥湿等功效的药物进行局部洗坐浴,本法适用于肛瘘发作期及肛瘘术后的治疗,常用洗剂有消痔洗剂、苦参汤、祛毒汤等。

消痔洗剂加减:消痔洗剂起到清热燥湿解毒、活血消肿止痛的功效。方中乳香、没药活血止痛,消肿生肌;五倍子收湿敛疮,收涩止血;蒲公英、鱼腥草清热解毒、散结镇痛;黄柏、苍术、明矾、芒硝清热燥湿,软坚散结,消肿止痛;制川乌、草乌祛风除湿,温经止痛。①药物组成:明矾20 g,五倍子30 g,乳香10 g,没药10 g,制川乌10 g,制草乌10 g,苍术10 g,鱼腥草10 g,黄柏15 g,蒲公英30 g,芒硝20 g。②用法:水浸泡20分钟,水煎2次,合并,浓缩至1 000 mL,每次用500 mL,加温水 1 500 mL 坐浴,温度 37～41 ℃(不烫手为宜),每天两次,每次 20 分钟。

祛毒汤:祛毒汤具有清热解毒、消肿止痛的功效。方中瓦楞子、甘松、枳壳理气散结止痛,防风散风解痉,朴硝润燥软坚,马齿苋、蒲公英、黄柏清热解毒、消肿散结,五倍子、侧柏叶收敛凉血,苍术、川椒燥湿祛风止痛,生甘草清热解毒。①药物组成:瓦楞子 20 g,甘松 20 g,防风 10 g,朴硝 30 g,五倍子 10 g,马齿苋 10 g,川椒 10 g,生甘草 9 g,黄柏 10 g,苍术 12 g,枳壳 12 g,侧柏叶 15 g,蒲公英 20 g。②用法:日 1 剂,水煎取汁 500 mL,分 2 次坐浴熏洗。

苦参汤:具体功效及药物组成见肛周脓肿部分。

(4)冲洗法:冲洗的目的在于将创腔或瘘管中的脓液或异物冲洗干净。常用冲洗剂有过氧化氢、生理盐水、中药液等。冲洗后还可将抗生素、术泰舒等药物注入创腔或瘘管,起到抑菌消炎、促进肉芽生长、闭合管腔的作用。适用于肛瘘局部肿胀、疼痛、外口分泌物多者,或在肛瘘手术后应用。瘘管冲洗法:患者取侧卧位,或截石位,取冲洗药液装入 20 mL 注射器中,接上球头输液针头或输液用细塑料针管。从外口插入,伸入瘘管内冲洗。必须灌注药物者,再抽取灌注药物,同法将针头插入瘘管内至接近内口处,将药液缓慢注入 1～2 mL,边注药边退至外口,纱布覆盖、胶布固定。可酌情每天或隔天进行冲洗。灌注药物每间隔 3～4 日进行 1 次。创腔冲洗法:患者取侧卧位,用细导管连接在注射器针筒上,将导管前部插入创腔进行冲洗,并在臀下方放置一弯盘,接纳流出的冲洗液。每次应冲洗干净创腔并填以引流条。

(5)艾灸疗法:患者排便后嘱其先用温水清洗肛门,清除残留粪便及其他污物,取侧卧位,予以温和灸。具体操作:将艾条一端点燃,对准创面距离 2～3 cm 熏烤,使局部有温热感而无灼痛为宜,一般 10～15 分钟为宜。利用火灸的温热效应促进药物发挥其活血散瘀、疏通经络的作用,从而有利于创面生肌收口。灸法双向良性的调节作用,可促进创面愈合,并能抑制瘢痕形成,改善创面修复质量。

(6)针灸疗法:肛瘘的针刺治疗以清热解毒、化湿止痛为主,佐以通调肠腹之气。取穴为白环俞、长强、会阴、三阴交、阳陵泉、飞扬等。

(7)针刀疗法:探针小弯刀挂双线疗法适宜肛门括约肌浅薄的复杂性瘘患者。局麻或腰俞穴麻醉,肛门常规消毒。右手持探针小弯刀从肛瘘的外口按其肛瘘走行徐徐插入,左手示指伸入肛门内导引并寻找肛瘘的内口;当左手示指尖端触到探针头又可以自然通过之口即为内口。其内口往往通过或超过肛门直肠环深部括约肌即为复杂瘘,再将探针小弯刀前段探针部分给予从内口经肛门内折弯后牵出肛门外。用探针头挂2根粗丝线和橡皮筋备用,继用探针小弯刀后段刀锋锯开肛门直肠环以下的瘘管。但包括内口在内的肛门直肠环深部括约肌均不能锯开,以免造成肛门失禁;需采用前述挂双线治疗。然后再徐徐退回探针小弯刀,其双线即挂在包括内口在内的肛门直肠环深部括约肌上。但只将第1个单线挂的粗丝线给予一次性勒紧结扎,第2个单线橡皮筋暂不要结扎紧,容其宽松引流。当第1个粗丝线术后5~6天松弛时,才将第2个单线皮筋勒紧结扎,于9~10天后即可与丝线一同自行脱掉。然后,将肛瘘敞开的外口修整成V形,瘘管及瘢痕均不剪除,引流通畅即可。用痔瘘粉纱布条敷盖(图5-29)。

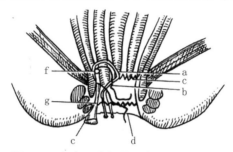

图5-29　复杂肛瘘探针小弯刀挂双线疗法
注:a.橡皮筋;b.丝线;c.齿线;d.肛门;e.外口;f.内口;g.肛瘘

小针刀挂线引流加压疗法有蹄铁形肛瘘的支瘘管或多发支瘘管者。主瘘管治疗按常规手术进行。支瘘管采用本法治疗。以后方蹄铁形瘘为例,先插入直肠镜寻找瘘管内口,然后将探针小弯刀自一侧外口插入,由内口穿出。探明主瘘管后,于其内口相对应的肛门外缘,再以此为人造新瘘管外口。重新由新外口插入探针,再由内口穿出,并于肛门后方顺瘘管走行切开皮肤,按常规方法治疗肛门瘘主瘘管。其两侧肛瘘的支瘘管采用只挂线引流外口,并加压疗法,即将上述人造新外口及支管远端的原有瘘2个外口处增殖肉芽组织刮去,或内翻的皮肤边缘剪平,用刮匙小针刀清除支管壁内腐败组织。此支管不要切除,也不要切开,只将一根粗丝线从瘘管中穿过,并将线引出支瘘管外,不缚紧,松松打成一个丝线圈套即可以引流,对侧肛门蹄铁形支管采用同法,然后用敷料加压包扎。术后每天换药,待主瘘管的伤口将近愈合时,再去剪掉2个支瘘管挂的引流线。其2个支瘘管腔因敷料外加压而粘连闭合治愈(图5-30)。由于本方法对支瘘管既不切除,也不切开,只是将支瘘管引流后加压,使其支瘘管前壁粘连后壁而愈合,故手术后肛门伤口小,愈合快,术后瘢痕小。

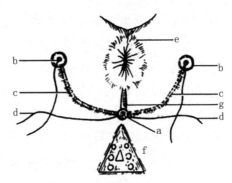

图 5-30 蹄铁形肛瘘支瘘管挂线疗法

注：a.主瘘管人造外口；b.外口；c.支瘘管；d.引流挂线；

e.肛门；f.低尾骨；g.主瘘管

(二)拖线疗法

拖线疗法是将祛腐生肌药物掺于贯穿瘘管的丝线上，通过每天来回拖拉摩擦，达到祛腐生肌、促进肉芽生长从而治疗肛瘘的一种中医外科特色疗法。通过粗丝线每天来回拖拉将祛腐生肌药物引入瘘管内，多方位刺激瘘管管壁，疏通经络、活血祛瘀，调整肛周局部功能状态，恢复局部气血正常运行，促使赤随脓泄，邪去而正复，既利于脓腐化脱，又有助于新肌生长，从而促进组织缺损修复。

1.操作方法

(1)单纯性肛瘘的拖线疗法操作步骤。

1)内口、外口的处理：①内口探查和处理，以探针自肛瘘外口处探入，左手示指放入肛管直肠内协助探查。探明内口的位置后，将探针从内口穿出，贯通内外口。清除齿状线感染灶及原发内口。适当切开内口下方的组织至肛缘皮肤处以利引流；若内口位于齿状线上方，可根据内口及周围组织具体情况选择挂线疗法、经肛推移黏膜瓣等方法治疗。②外口的处理：切除外口处增生组织，扩大切口，以利于引流。

2)瘘管的处理：①术中探查管道，以探针贯通瘘管；②用刮匙搔刮瘘管内增生的肉芽组织及纤维化管壁，保持引流通畅；③将多股 7-0 医用丝线通过探针引入瘘管内，丝线两端打结，使之呈圆环状，放置在瘘管内的整条丝线保持松弛状态。手术中充分止血，创面局部包扎固定。

(2)肛瘘伴深部腔隙感染(包括坐骨直肠深间隙、直肠后深间隙、肛提肌上间隙的感染)的拖线疗法操作步骤。

1)内口、外口的处理：同单纯性肛瘘。

2)深部腔隙的处理:①术中手指探查或者用刮匙探查腔隙,有条件者可运用肛瘘镜探查腔隙;②采用刮匙搔刮,有条件者可使用肛瘘镜镜下单极电凝破坏纤腔隙内壁;③可根据腔隙的大小采用不同形状的引流管进行适形引流,如:蕈状、"T"管等;④术后可联合球囊式或中心负压吸引进行持续引流。

(3)瘘管长度超过 5 cm 的肛瘘的拖线疗法操作步骤。

1)内口和外口处理:同单纯性肛瘘。

2)瘘管的处理:①术中探查瘘管,明确原发瘘管及分支管道;②当瘘管的长度>5 cm,以 5 cm 为度在瘘管弯曲处做约 1.5 cm 切口,以探针贯通,行分段对口拖线引流;③术中可使用刮匙搔刮,有条件者可采用肛瘘镜镜下单极电凝破坏瘘管管壁、肛瘘刷搔刮管道。

2.注意事项

(1)拖线股数的界定:一般多采用 10 股医用 7-0 丝线。若瘘管管径>1 cm 以上、拟拖线部位为非管道状结构或呈不规则残腔结构,为到达最佳引流效果,可以增加丝线股数。

(2)拖线长度的界定:一般建议拖线在瘘管内的长度应以 5 cm,建议将瘘管截断,予以分段对口拖线处理。

(3)拖线保留时间的界定:根据专科医师观察局部肉芽组织色泽(应新鲜红活)、分泌物的性状(应呈清亮透明黏稠状态),可在术后第 10 天行超声检查,若检查提示瘘管管径 0.5 cm,应保持拖线引流至术后 14 天左右。强调需将超声诊断与医师的经验判断相结合,灵活掌握拖线时间,在此只提供常规操作原则。

(4)若存在坐骨直肠深间隙、肛管后深间隙或肛提肌上间隙感染,可以联合置管疗法或其他疗法。

第六章

肛周脓肿及肛瘘的合并症与特殊类型

第一节　肛周脓肿及肛瘘的合并症

一、克罗恩病合并肛周脓肿及肛瘘

克罗恩病（Crohn's disease,CD）是一种慢性、复发性、原因不明的消化道炎症性疾病，又称局限性肠炎、节段性肠炎、肉芽肿性肠炎。可以累及从口腔到肛门之间的任何部位，好发于回肠末端、升结肠和肛周为主，以肠壁穿透性炎症细胞浸润，裂隙样溃疡，伴有非干酪样肉芽肿形成为病理学特征改变。本病以腹痛、腹泻、肠梗阻为主要症状，且有发热、营养障碍等肠外表现。本病和慢性非特异性溃疡性结肠炎统称为非特异性炎症性肠病。

（一）诊断

临床最为常用的局部检查方法有直肠指诊和麻醉状态下探查、肛管直肠腔内超声、磁共振。

1.临床表现

多种病变同时存在是肛周 CD 的典型特征。CD 肛瘘可以同时伴有肛周皮赘、肛裂、肛门失禁或肛管直肠狭窄，局部疼痛轻微或无痛。剧烈的疼痛提示有潜在的感染和脓肿形成。由于 CD 是一种慢性、透壁性炎症性疾病，疾病自身的进行性发展可导致内外括约肌和会阴体的损害，直肠炎症导致直肠顺应性降低，即使是中等程度的括约肌功能下降，也可能会因为结肠吸收水分障碍、直肠容积及顺应性下降，最终形成肛门失禁。然而，多数肛门失禁是由于过度的外科手术所致。

2.检查

目前临床最为常用的局部检查方法有直肠指诊和麻醉状态下探查、肛管直肠腔内超声、磁共振成像。

(1)直肠指诊简便易行,脓肿是否形成、肛瘘的走行、内口的所在等都可以通过直肠指诊明确。直肠黏膜增厚、肛管和直肠狭窄、瘘管壁较软或薄这些克罗恩病肛瘘的特征性变化均可以通过直肠指诊感知。另外当怀疑有脓肿形成且MRI不能马上执行时,麻醉状态下探查和脓肿引流是一种可以采取的措施,且不应该延误。

(2)克罗恩病瘘管超声成像能区分克罗恩病相关的肛瘘和隐窝腺感染的肛瘘。它的阳性预测值和阴性预测值分别为87%和93%。作为一种补充方法,经会阴超声检查对瘘管的发现和分类的准确性可与腔内超声媲美。但其对深部脓肿的诊断准确率较低,其可能在探查直肠阴道瘘方面具有一定优势。

(3)磁共振成像能从矢状面、冠状面及横截面获得理想的影像图片,充分显示肛管直肠周围肌肉,瘘管与瘢痕存在不同的影像学信号而能准确分辨,已逐步成为复杂性肛瘘术前诊断的重要手段。盆腔MRI是克罗恩病肛瘘诊断及分类中一种具有低侵袭性、高准确度的检查方法。使用腔内线圈或体表相控阵线圈有助于进一步提高诊断准确性。腔内线圈在辨别内口位置方面具有优势,对于瘘管和脓肿判断的准确率在76%~100%。

(二)治疗

多种病变同时存在是肛周CD的典型特征。CD肛瘘可以同时伴有肛周皮赘、肛裂、肛门失禁或肛管直肠狭窄,局部疼痛轻微或无痛。剧烈的疼痛提示有潜在的感染和脓肿形成。由于CD是一种慢性、透壁性炎症性疾病,疾病自身的进行性发展可导致内外括约肌和会阴体的损害,直肠炎症导致直肠顺应性降低,即使是中等程度的括约肌功能下降,也可能会因为结肠吸收水分障碍、直肠容积及顺应性下降,最终形成肛门失禁。CD肛瘘的治疗目的是在保护肛门功能的基础上治愈肛瘘或减轻局部症状。原则上无症状的CD肛瘘不需要手术治疗。对于有症状的CD肛瘘通常首选药物治疗,当有脓肿形成时切开排脓是必要的,大多数情况下手术不被作为主要治疗措施,仅在少数情况下或在药物治疗等支持下,方有部分病例适合或需要采用手术治疗。

1.药物治疗

克罗恩病肛瘘首选药物治疗。由于肠道炎症影响CD肛瘘的活动程度和治愈率,所以对肠道炎症采用药物治疗是必需的。肠道炎症处于相对静止时,可为处理肛周病变提供有利的条件。目前临床常用的药物包括抗生素、5-氨基水杨酸或其药物前体(如柳氮磺吡啶、偶氮水杨酸等)，免疫抑制剂(硫嘌呤、甲氨蝶呤、环孢素)。不建议使用皮质类固醇,类固醇对 CD 肛瘘无明确的治疗效果,而且会影响肛瘘的愈合并导致脓肿的形成。

(1)抗生素。甲硝唑和环丙沙星是治疗肛周 CD 的一线用药。CD 伴有瘘管或化脓性并发症时,应及时使用甲硝唑、环丙沙星。临床应用剂量通常为 750～1 000 mg/d,6～8 周后起效。

(2)5-氨基水杨酸及其药物前体。5-氨基水杨酸及其药物前体目前广泛应用于溃疡性结肠炎与肠道 CD 的治疗,5-氨基水杨酸局部灌肠或使用栓剂能对肛周CD 有明显的改善。

(3)免疫抑制剂。硫嘌呤或其药物前体硫唑嘌呤结合甲硝唑为治疗 CD 肛瘘的一线药物。他克莫司对于活动期肛瘘的治疗有效,口服他克莫司可避免难治性患者行手术造口。由于他克莫司的肾毒性较大,在应用时需要对其药物浓度进行检测,必要时需要降低剂量使用,从而将毒副作用降至最低。

(4)抗肿瘤坏死因子。英夫利昔单抗:英夫利昔单抗是一种特异性阻断肿瘤坏死因子-α 的人鼠嵌合型单克隆抗体,是第一个由随机对照试验临床试验证实具有促使 CD 肛瘘闭合并维持症状达 1 年的药物。其功效为阻断患者体内肿瘤坏死因子-α,降低肿瘤坏死因子-α 值引起的炎症反应,缓解疾病症状,临床上主要用于中度至重度活动性 CD 肛瘘成年患者,以减少肛瘘和直肠阴道瘘瘘管的数量,保持瘘管闭合。对常规治疗反应不明显的成年和儿童患者,采用英夫利昔单抗治疗,可减轻体征和症状,诱导和维持临床反应,减少皮质激素使用。但对于克罗恩病合并有结核病、淋巴瘤、充血性心衰或对类似药物过敏或合并有其他严重感染的患者不建议使用。

(5)抗黏附分子抗体。维多珠单抗是一种整合素受体拮抗剂,主要为抑制黏附分子对免疫细胞表面的作用,对常规治疗或对肿瘤坏死因子-α 拮抗剂反应不适当或耐受性成年 CD 及 CD 肛瘘患者。可阻断参与消化道细胞免疫应答的淋巴细胞的运输。适用于对糖皮质激素、免疫调节剂、肿瘤坏死因子抑制剂不应答的患者。原来用于治疗 CD 的抗黏附分子抗体制剂为那他珠单抗,由于发现部分患者使用后可能增加发生进行性多灶性白质脑病、脑内感染的风险,因此维多珠单抗成为那他珠单抗的替代治疗药物,对抑制 CD 肛瘘患者的慢性炎症起重要作用。

(6)抗炎性细胞因子抗体。优斯它单抗是抗炎性细胞因子制剂优斯它单抗对肿瘤坏死因子抑制剂治疗不佳的 CD 和 CD 肛瘘患者有治疗作用,能降低 CD 的肠道梗阻、脓肿、瘘管形成、出血、肠穿孔等破坏性影响。抗炎性细胞因子制剂还有芳妥珠单抗、塔西单抗等制剂。

2.手术治疗

手术治疗克罗恩病肛瘘必须遵循个体化原则,根据疾病程度和症状轻重做出判断,选择合适的外科治疗方案。治疗的目的是在不影响肛门控制功能的基础上治愈肛瘘或减轻局部症状。手术前应对肛周病变的严重程度、肛门括约肌功能、控便情况、伴随的直肠炎症、瘘管的数目及复杂情况、患者的营养状况及症状对患者生活质量影响的程度作出全面的评价。克罗恩病肛瘘手术的原则为:①不治疗无症状的克罗恩病肛瘘;②有活动性肠道炎症时应做全身治疗,结合暂时引流或长期引流;③对低位括约肌间瘘或经括约肌瘘可采用瘘管切开术;④高位经括约肌肛瘘、括约肌外肛瘘或括约肌上方瘘宜采用挂线技术、推移皮瓣技术或肛瘘栓治疗。

(1)脓肿期的切开引流。对于克罗恩病患者初次发生的肛周脓肿应采用单纯切开引流,注意尽可能避免括约肌损伤,引流要足够通畅。如果脓腔较大且离肛门较远时,可通过小切口进入脓腔放置蘑菇头导尿管进行持续引流,或用橡皮筋长期引流挂线,导管可放置数周或数月,直至肛瘘形成。

复发性脓肿可采用部分内括约肌切断术,切除感染的肛腺上皮,开放括约肌间间隙并切除部分内括约肌使脓腔得到充分引流。

(2)瘘管切开术。皮下肛瘘、低位括约肌间肛瘘或低位经括约肌肛瘘因不涉及对肛门括约功能非常重要的肌肉,可采用瘘管切开术,手术的安全性相对较高。鉴于该病的慢性病程和高复发率,应尽可能保留括约肌功能。但在切开术前,仍应考虑到所有的危险因素,尤其是肛门直肠疾病的严重程度、括约肌功能、直肠的顺应性、是否存在活动性直肠炎、有无肛门直肠手术史和排便协调性。因本病的特殊性,瘘管切开术后的伤口愈合时间可长达 3～6 个月甚至更长,需要与患者进行说明、沟通。据报告,适合适应证的克罗恩病肛瘘患者做瘘管切开术的治愈率为 56%～100%,轻度肛门失禁率为 6%～12%,认为肛门失禁可能与既往的肛瘘手术相关。

(3)肛瘘挂线治疗。复杂性 CD 肛瘘宜采用长期(通常大于 6 周)挂线引流。长期挂线引流的目的是持续引流和防止肛瘘外口闭合,达到成功引流和控制炎性的目的。即便如此,反复感染率仍达 20%～40%,8%～13% 的患者有不同程度的漏粪。除低位肛瘘能采用瘘管切开术外,其他 CD 肛瘘应采用引流挂线结合药物治疗。最近有数据显示,在诱导治疗后,挂线引流联合英夫利昔单抗治疗的愈合率为 24%~78%,其中 25%~100% 的患者对英夫利昔单抗维持治疗有效。

(4)推移黏膜瓣/皮瓣修补术。如直肠黏膜大体正常,无活动性直肠炎的高位或复杂性克罗恩病肛瘘可以接受黏膜瓣转移覆盖术。手术成功的关键:黏膜瓣应包括黏膜层、黏膜下层以及部分内括约肌,宽度至少达直肠全周的 1/4,以确保足够的血供;游离皮瓣长度需超过肛瘘内口,保证在内口切除和清创后无张力缝合;手术中必须仔细止血;瘘管彻底清创或切除;外口适当扩创保持充分引流。复发率与随访时间呈正相关。对手术治疗失败的患者可以再次手术治疗。推移黏膜瓣/皮瓣修补术治疗 CD 肛瘘的成功率与肠道炎症密切相关,存在活动性的直肠炎症时预后较差。直肠炎症的存在是手术失败的主要因素,当存在直肠炎症时,应采用挂线引流,等炎症得到控制后才能接受该手术。

(5)直肠切除术、永久性造口转流术。据报告,62%~86% 的 CD 肛瘘通过有效的手术与药物治疗得到治愈,并维持正常的肛门控便功能。但有 31%~49% 的广泛进展型复杂性克罗恩病肛瘘,在药物和挂线引流治疗无效时,为控制肛周感染,需要接受肠造口术或直肠切除术。手术应在括约肌间入路,切除直肠黏膜、黏膜下层和内括约肌,保留外括约肌,支管予以切开、搔刮,或经清创引流。永久性造口和直肠切除的危险因素有伴有结肠疾病、持续性肛周感染、既往临时性造口、排粪失禁和肛管狭窄。

二、糖尿病合并肛周脓肿及肛瘘

糖尿病是一种临床常见的代谢性疾病,典型的临床特征表现为高血糖。糖尿病的致病原因可能是患者胰岛素分泌缺陷,也有可能是胰岛素在患者体内无法正常发挥生物作用。糖尿病患者临床的并发症中,肛周脓肿及肛瘘最为普遍。单纯的肛周脓肿及肛瘘患者临床治疗以手术治疗为主,但是对于患有糖尿病的肛周脓肿及肛瘘患者,临床治疗较为棘手。糖尿病患者因为血糖水平高,为细菌的生长提供了良好的营养环境,从而对患者术后恢复会产生严重的影响,容易引起患者术后伤口感染的并发。

(一)诊断

1.临床表现

肛瘘与肛周脓肿均可表现为恶寒发热、疼痛、肛门坠胀、排尿及排便不畅等症状。

（1）肛周脓肿：高位脓肿疼痛可表现为会阴、腰骶部胀痛。直肠黏膜下脓肿特殊局部以直肠刺激症状为主。严重者可伴有寒战、高热、疲倦乏力等全身症状。

（2）肛瘘：多数伴有瘙痒流脓等症状。肛瘘急性发作可兼具肛周脓肿症状，专科查体加辅助检查多能鉴别两者差异。

2.检查

（1）血糖检测。血糖升高是诊断糖尿病的关键指标，又是判断病情和控制情况的主要依据。诊断糖尿病时必须用静脉血浆血糖，目前列入诊断指标的有空腹血糖、餐后 2 小时血糖和随机血糖。治疗随访监测血糖可用血糖仪测末梢血。

（2）口服葡萄糖耐量试验（oral glucose tolerance test，OGTT）。OGTT 是目前筛查糖尿病常用的方法，血糖水平高于正常范围但尚未达到诊断标准，均应行 OGTT。做 OGTT 试验前 3 天，应维持正常的饮食习惯和活动，并且停用影响血糖水平的药物。OGTT 应于空腹状态下进行，空腹时间不少于 10 小时。试验当日早晨空腹静脉取血后，成人应在 5 分钟之内饮入 250～300 mL 含 75 g 无水葡萄糖的水，继于 30 分钟、1 小时、2 小时分别静脉取血一次。儿童服糖量应以每千克体重 1.75 g 计算，总剂量不得超过 75g。

（3）糖化血红蛋白（glycosylated hemoglobin，HbA1c）。HbA1c 水平与血中葡萄糖含量呈正相关。由于红细胞在血循环中寿命约 120 天，因此 HbA1c 可反映患者近 8～12 周体内血糖的平均水平。HbA1c 是监测慢性血糖控制的金标准，可用于鉴别应激性高血糖和糖尿病，为糖尿病的诊断标准之一。

（4）糖化血清蛋白。血液中的葡萄糖与清蛋白质通过非酶糖基化，形成糖化血清蛋白。由于白蛋白在血循环中半衰期为 19 天，故可用来评价患者近 2～3 周内血糖的控制情况。

（5）尿糖。葡萄糖从肾小球滤过后，可通过近曲小管的重吸收，但当血糖升高达到一定水平，超过肾糖阈时，可出现尿糖。尿糖受个体化的肾糖阈影响，不能完全反映血糖水平，只能作为诊断糖尿病的线索，不能作为诊断依据。

（6）血、尿酮体的测定。胰岛素严重缺乏、脂肪分解亢进时，机体可出现酮体的积聚，严重者可引起酸中毒。酮体检测是诊断糖尿病酮症及酮症酸中毒的重要依据。

（7）超声检查可分为：肛管直肠腔内超声、肛门内镜超声、三维肛管直肠超声及超声造影等。目前，腔内超声运用最多，其可清晰地显示肛周脓肿及肛瘘的分型及肛门结构的损伤程度，内口判断的准确率高。但腔内超声对走形长的瘘管难以定位,且探头压迫内口可造成内口假性闭合影响诊断。必要时可选择肛门内镜超声或超声造影明确诊断。

(8)盆腔 CT,可清晰显示脓腔及瘘管的深浅、形态、边缘、分支以及是否与直肠相通连,还可以对无效腔、瘘管的大小、内部形态等做立体多角度观察,为术前评估提供有价值的信息。相较于超声检查,虽不能精确定位内口位置,但能准确判断脓肿与肛门肌肉位置,验证查体结果,为确定手术方式提供重要依据。

(二)治疗

1.控制血糖

血糖控制应贯穿手术治疗的整个流程,无论在手术任何阶段,血糖的波动均会影响病情发展。

(1)术前:未确诊的糖尿病患者,术后死亡率较正常人群高 18 倍,已确诊糖尿病者,其术后死亡率较正常人群高 2.7 倍。入院常规检测糖化血红蛋白水平,评估长期血糖水平是必要的。HbA1c<5%或>9%时应择期手术,否则,HbA1c 每升高 1%术后并发症发生风险都会升高。机体感染、炎症介质高释放状态会导致增加胰岛素抵抗,提高血糖水平,因此,鉴别应激性血糖升高应尤其慎重,鲁莽使用降糖药会对患者神经系统造成极大损伤。已确诊糖尿病时,降糖药物的运用应根据以下三种不同给药方式进行方案调整。①口服药物:二甲双胍、胰岛素增敏剂、二肽基肽酶 4 抑制剂、胰高糖素样肽 1 受体激动剂在围手术期可正常服用;氯茴苯酸类药物需根据手术时间调整,若手术时间未超过午餐可停止早餐服用,超过则正常服用;磺脲类药物术前 1 天正常服用,手术当天停止服用;钠-葡萄糖协同转运蛋白 2 阻滞剂,术前 1 天正常服用,手术当日早餐剂量减半,晚餐剂量不变。②注射胰岛素:1 天注射 1 次胰岛素,术前 1 天减少 20%剂量,手术当天剂量不变;1 天注射 2 次胰岛素,术前 1 天剂量不变,手术当天早餐剂量减半,晚餐剂量不变;胰岛素使用频次每天≥3 次,术前 1 天剂量不变,手术当日停止早晨和午餐使用。若手术时间超过午餐,则早餐正常剂量,午餐停止使用。③胰岛素泵:胰岛素泵通过基础剂量注射加连续皮下注射更能模拟人体胰岛素的分泌实际情况。手术当日胰岛素泵基础剂量保持不变,连续皮下注射剂量应减少 20%。急诊手术时,停止降糖药的运用,改用胰岛素泵的使用能帮助快速进入手术流程,且在合并糖尿病控制炎症方面有更明显的优势。

(2)术中:手术中因禁食、饮食紊乱、药物使用缺失均可导致葡萄糖稳态失调。因此,应该每 1 小时就检测一次血糖。若血糖仍然保持在较高水平,应予 0.1 U/kg 短效胰岛素(最高不超过 6 U);指尖血糖浓度低于 4 mmol/L 时间过长,可导致不可逆的神经损伤,应立即予 20%葡萄糖 100 mL,并通过持续的监测结果续加葡萄糖。由于胰岛素抵抗,糖尿病患者血糖 6 mmol/L 也可出现低血糖反应,可预防性予 20%葡萄糖 50 mL。

(3)术后:术后血糖波动平缓且位于正常血糖状态时,更有利于机体恢复,住院期间应连续复查空腹及三餐 2 小时血糖。术后监测 HbAlc 更能准确的预测肛周脓肿的复发,最大限度减轻并发症带来的伤害。

手术期间空腹及餐前血糖应控制在 4.4~10.0 mmol/L,餐后 2 小时应控制在 6.1~13.9 mmol/L。无论采取何种治疗方式,都应积极监测血糖,并根据具体血糖调整降糖药物剂量。

2.手术治疗

糖尿病患者的手术主要区别在于应尽可能减少手术损伤程度,加速创面恢复,具体术式选择应根据患者疾病严重程度做灵活改变。术中应秉持清除原发灶、引流通畅、减少创伤面积、保护肛门功能的原则。

(1)肛周脓肿非手术治只能暂时控制症状,为防止脓肿扩散,应尽快进入手术流程。肛周脓肿的手术方式主要包括切开引流术、肛周脓肿根治术、挂线引流术、管腔封闭负压引流术等。较小、较低的脓肿,常规的手术方式多能适用。针对大且深的脓腔,多且小的放射状切口能缩小创伤面积,同时满足探查脓腔需求,远端过长的弧形创面会增加皮肤张力,不利于创面愈合。残留的病灶会给糖尿病患者埋下病根,采取多切口浮线引流时,可适当延长引流物留置时间,以预防假腔形成。临床中,简单的肛周脓肿应优先选择根治术,根治术能显著缩短住院时间、加快创面愈合。当患者不能耐受手术,局麻下行小切口引流术复发率为针刺抽吸的 1/3,应优先选择术前需告知患者,术后即使引流良好,12 个月内仍有可能复发肛周脓肿,术后抗生素的使用,能降低再次感染的发生率。若残留脓液过多或稽留位置过高,单纯运用抗生素并不能满足抑制感染的需要,应立即行二次手术打开脓腔,并根据深浅、范围安置引流管、负压引流器,保障引流通畅,避免发展为坏死性筋膜炎。

(2)肛瘘的手术方式较肛周脓肿更为多样,内口处理显得尤为重要。主要包括破坏(搔刮、切除)、缝合、覆盖、堵塞内口四种方式,并由此延伸出多种手术方式,如黏膜/皮瓣推进术,在搔刮内口后游离黏膜/皮瓣覆盖内口,分离破坏瘘管使其自然萎缩填充。或生物补片封闭术,搔刮破坏瘘管、内口后,用生物补片封闭填塞内口、瘘管。其余术式还包括内口缝合术。在临床实践中,4 种方法多相互结合,其核心为祛除原发灶,隔绝再感染通道。

针对简单、低位的肛瘘传统的手术方式如瘘管切除（切开）术因其高治愈率、低复发率,等到临床广泛认可。但截石位下,切开3、9点位肌肉术后失禁风险稍高,选用肛瘘挂线引流能降低失禁率。肛瘘切开缝合术可促进创面恢复,但糖尿病患者运用该术式应建立在肛瘘静止期的基础上,术中应紧密缝合（可采取袋形缝合、褥式缝合等）,术后需保持大便成形,避免粪渣残留。

对于复杂性肛瘘,手术在根治感染灶及保护肛门功能中摇摆。传统手术认为,肛瘘需行一次性根治手术,当延伸到肛内切口大于2个或损伤耻骨直肠肌等重要肌群就需挂线保护肛门功能。但由于损伤肌肉多,挂线肌肉粘连效果不理想,术后稍高的失禁率,该术式一直受到业界争议。此外,采用浮线/脱线分段式切开瘘管虽根除感染灶,杜绝残留复发危险,但术后异物刺激加之糖尿病本身高炎症,可持续延长感染持续时间。过窄的切口（皮瓣保留<2 cm）也可导致皮肤供血差,导致愈合时间长。固在多切口糖尿病患者中,远端静止肛瘘完全剔除后也可紧密缝合切口,加速创面愈合。近年来新的手术方式如:括约肌间瘘管结扎术、视频辅助肛瘘治疗也得到广泛运用,上述手术方式对于保护肛门括约肌有较好效果,但治疗成本高,对术者经验有较高要求。LIFT通过在括约肌间做弧形切口,游离、切断瘘管后缝扎瘘管两端,间断缝合括约肌间切口,缝合内口,开放外口达到治疗目的。糖尿病患者LIFT成功率低,可能与其长且复杂的瘘管走形相关。VAATF在视频镜头辅助下由内而外电灼瘘管,缝合内口,开放外口达到治疗目的。有研究发现VAATF与肛瘘切除术＋生物材料填塞瘘管相比,恢复更快、住院时间更短、术后肛门失禁率低。VAATF后的复发率的差别可能与不同术式间存在潜在空腔有关。值得重点提及的是,若肛瘘过于复杂,不必强求根治,可分段行手术治疗,一期挂线引流控制炎性,二期手术清除瘘管以保护肛门功能。

生物材料（纤维蛋白胶、胶原蛋白、干细胞移植、自体富血小板生长因子及生物提取物:海藻酸钙水凝胶密封剂、氰基丙烯酸乙酯）闭塞内口及瘘管得到广泛研究,该手术失禁风险低,但愈合率较低,这可能与生物材料填塞内口松紧程度、栓的移位及瘘管性状有关。

激光瘘管闭合术通过对激光"烧灼"瘘管使其坏死脱落,从而达到治疗作用,对失禁没有显著影响。

肛瘘术后复发的关键在于感染的处理,失禁的发生取决于括约肌的保护。手术治疗效果与疾病的复杂程度密切相关,感染灶深大、走形复杂,采取何种手术方式复发率仍较一般患者高。因此,在糖尿病患者发现肛周脓肿及肛瘘时,就应快速积极进行治疗,病程越长,病情越复杂,手术疗效越差,术后发生并发症风险越高。

三、结核病肛周脓肿及肛瘘

目前结核性肛周脓肿及肛瘘在肺外结核中占 3%～4%,为肺外结核的第六个常见感染点。本病多见于男性,且常与肺结核伴随,但也有不伴肺结核的报道。目前临床上相对少见,且不典型病例较多,因而容易漏诊、误诊及误治。

(一)诊断

对结核性肛瘘的早期诊断和正确治疗有一定的难度,需要医师对本病有一定的经验和高度警惕性。肛门部裂口或肛瘘术后创面长期不愈合时,应当进行活检并进行病理检查和细菌培养以除外结核菌感染。对诊断为结核性肛周脓肿及肛瘘的患者必须明确有无肺结核。诊断肺结核的检查方法如下。

1.临床表现

典型的结核性肛瘘局部表现较为特殊,发作期红肿不明显,局部疼痛不剧烈,较长时间方破溃。流脓是其主要症状,脓液多较清稀,瘘口长期不闭合。皮损开始为棕红色丘疹,之后可发展形成溃疡性斑块,称为结核性下疳。外口较多,不规整、开口大、梭形,边缘常凹陷卷曲,或有皮下潜行,周围皮肤暗黑。肉芽组织苍白浮肿,微微泛光。瘘管分支较多,脓液稀薄,色淡黄或有米泔水样及干酪样分泌物。管壁较软,管腔较大,内口也较一般瘘管为大。大部分结核性肛瘘的走行不符合哥德索规则。局部淋巴结常有肿大。如果术前未诊断为结核性肛瘘而进行手术的话,其术后创面长期不愈合。典型的结核性肛瘘患者常常可见或多或少的结核杆菌感染导致的全身性表现,如长期持续低热甚至高热、盗汗、咳嗽、咯血、胸痛、倦怠、乏力、容易烦躁、食欲缺乏等。目前不典型的结核性肛瘘较常见,其症状特点与非结核性脓肿或肛瘘的症状相似。

大多数结核性肛瘘患者并没有令人信服的全身结核症状。因为没有全身结核性表现,更容易引起漏诊和误诊。

目前国内结核性肛周脓肿及肛瘘的临床特点为:①患者以中青年男性多见,且多因肛周脓肿、疼痛或者大便带血为主诉就诊。②呼吸系统及结核中毒症状往往表现不明显,患者多在作胸部 X 线检查后才发现肺结核。③多有较长时间误诊史。因为肛瘘不愈合,反复发作进一步检查才发现为结核病。④与其他非特异性感染性肛瘘的临床症状相比,结核性肛周脓肿多质地较软,且触痛不明显,有波动感;在形成肛瘘后,常有外瘘口凹陷,呈缸口状,无硬结,不规则,不新鲜,触之易出血,同时,周围皮肤常呈暗紫色,肉芽组织呈灰白色,可见干酪样坏死物,且脓液具有多而稀薄、色淡黄呈米泔样或洗肉水色等特点。

2.检查

(1)痰液涂片找结核杆菌,其特点是简单、快速和价廉,当天出结果,但无法辨别死菌与活菌;敏感性低,通常需 5 000~10 000 条菌/毫升才能够得到阳性结果;特异性差,各种抗酸杆菌均可着色,需要通过进一步试验才可确定是否为结核菌。

(2)痰液结核菌培养是鉴定死菌与活菌的可靠方法,被誉为"黄金标准"。缺点是时间长,需数日至 2 周才能报出结果,且敏感性低,涂片阳性标本只有约80％培养阳性;特异性差,各种分枝杆菌均可生长,需结合药物敏感试验和分枝杆菌菌种鉴定,才可确定是否为结核菌。

(3)分枝杆菌菌种鉴定是根据不同分枝杆菌的理化特性,以生物化学的方法为主。可以精确地鉴定分枝杆菌的不同菌种,但操作复杂,且个别试验使用的药品有一定的危险性。

(4)胸部 X 线透视或摄片和 CT 检查常可发现肺部结核病灶。

(5)结核菌素皮试阳性较常用,有一定参考意义,但也有假阳性或假阴性的情况。

结核性肛周脓肿及肛瘘需要与克罗恩病、放线菌病、胶样癌、结节病以及其他皮肤病进行鉴别。需要注意的是,肛周溃疡的鉴别诊断中很少考虑结核。有部分结核性肛瘘起初诊断为克罗恩病,应当重视病史,对患者有无到过疫区等接触史给予重视。在缺少肺结核证据的情况下,至少对于克罗恩病不应轻易确定诊断和治疗,而应当进行结核菌素试验和取长久不愈的溃疡组织进行培养。

(二)治疗

一旦确诊结核性肛周脓肿及肛瘘,就应及时做正规的抗结核治疗,经过抗结核治疗一段时间后,如果有必要,再做手术治疗。手术治疗应在局部和全身症状消退后,症状表现持续消失稳定数月后进行。如果术后因切口长期不愈合,经检查后确诊结核性肛瘘,也应尽快做抗结核药物治疗,局部可使用抗结核药物外用以帮助疮面愈合。

1.用药方案

抗结核治疗的关键是控制全身和局部的结核杆菌感染。一个合理正规的化疗方案必然有两种或两种以上的杀菌药;合理的剂量;科学的用药方法;足够的疗程;还要规范、早期用药,才能治愈结核病。要想彻底治疗肺结核必须遵循以上五个原则,早期、联合、适量、规范、全程,才能确保查出必治、治必彻底。缺少哪一个环节都能导致治疗失败。

(1)一般分为强化治疗阶段(强化期)和巩固治疗阶段(巩固期),标准短程化疗方案中强化阶段以 4 种药物联合应用 2 个月,巩固阶段以 2~3 种药物联合应用 4 个月。

(2)初治菌阳或菌阴结核推荐治疗方案:2HRZE/4HR(H 为异烟肼,R 为利福平,Z 为吡嗪酰胺,E 为乙胺丁醇)。强化期使用 HRZE 方案治疗 2 个月,继续期使用 HR 方案治疗 4 个月。疗程一般 6 个月。对于病情严重或存在影响预后的合并症的患者,可适当延长疗程。

(3)复治结核推荐治疗方案:2SHRZE/6HRE 或 3HRZE/6HRE(S 为链霉素,H 为异烟肼,R 为利福平,Z 为吡嗪酰胺,E 为乙胺丁醇)。

强化期使用 SHRZE 方案治疗 2 个月,继续期使用 HRE 方案治疗 6 个月;或强化期使用 HRZE 方案治疗 3 个月,继续期使用 HRE 方案治疗 6 个月。获得患者抗结核药物敏感试验结果后,根据耐药谱以及既往治疗史选择合理治疗方案。疗程一般 8 个月。对于病情严重或存在影响预后的合并症的患者,可适当延长疗程。

2.手术疗法

经过正规的抗结核治疗,经复查结核转阴后,方进行手术治疗。此时手术治疗的方法同普通肛周脓肿及肛瘘。

3.局部治疗

对于术后确诊的结核性肛周脓肿及肛瘘,在全身抗结核治疗的同时,可采用利福平纱布条及一些具有抗结核作用的外用药换药。

二、艾滋病合并肛周脓肿及肛瘘

艾滋病(acquired immune deficiency syndrome,AIDS),是由人类免疫缺陷病毒感染引起的、以严重免疫缺陷为主要特征的性传播疾病,患者常以淋巴结肿大、厌食、慢性腹泻、体重减轻、发热、乏力等全身症状起病,可逐渐发展为各种机会感染或继发肿瘤而死亡。近年来,AIDS 并发肛瘘的患者逐渐增多,AIDS 患者肛瘘的发生与性别、年龄、民族、吸毒及 $CD4^+T$ 细胞计数无显著相关性。表明 AIDS 患者的肛肠疾病发病率高,且病种多样。因此,对 AIDS 患者应重视定期做肛肠专科检查,以早期诊断和治疗肛周脓肿及肛瘘。

(一)诊断

定期的肛肠疾病筛查对于 AIDS 患者有着重要意义,特别是其中的男同性恋患者。而且,肛肠疾病的筛查手段较为便捷,通过肛门视诊、肛门指检及肛门镜检就能发现90％以上的肛肠疾病,方法简单,且患者花费少,易于临床推广。临床医师在 AIDS 诊疗过程中,应加强对患者肛肠疾病的定期筛查,以便能早期发现肛肠疾病,早期诊断、早期干预及治疗,提高患者的生活质量。肛肠科医师对于严重、久治不愈、短期内反复发作的肛周毛囊炎、肛裂和肛瘘等病变,或者高危人群出现肛肠症状时,要考虑到 HIV 感染的可能。在术前有必要对所有肛瘘患者做艾滋病病毒的筛查,一旦怀疑 HIV 感染,再做进一步检查,并向所在地疾控中心上报。

(二)治疗

我国在《艾滋病防治条例》中规定,医疗机构不得推诿或拒绝对艾滋病患者的其他疾病的治疗。近几年来,需要手术治疗的 HIV/AIDS 患者不断增多,各个医院均会遇到此类患者,但是绝大多数医院的外科医师会将此类患者拒之门外,或将其推向所谓的专科医院,但是部分专科医院不具备开展本病某些手术的条件。HIV/AIDS 并非手术的绝对禁忌证,合理的手术治疗是挽救部分HIV/AIDS患者唯一有效的方法。医务人员应对 HIV/AIDS 患者实施手术应持积极态度,并对患者做好全面的评估和沟通交流。只要术中严格职业防护,严守操作规程,医务人员是可以避免医源性感染的。HIV/AIDS 患者术前状态评估的主要指标是血液 CD4$^+$ 淋巴细胞计数。有学者报道,CD4$^+$ 淋巴细胞计数作为直接测定免疫功能的方法,是 HIV 感染者免疫系统损害状况最明确的指标。国内许多学者认为 HIV/AIDS 手术适应证是根据 CD4$^+$ 淋巴细胞数来进行的。对于 HIV 感染者,若 CD4$^+$T 淋巴细胞计数正常,可以耐受各种大手术的打击。

对于 CD4$^+$T 淋巴细胞计数低于正常而＞400/μL 者,若营养状况良好,也能耐受各种手术。对于 CD4$^+$T 淋巴细胞计数在 200～400/μL 者,如营养状况良好,患者可耐受中等手术的创伤,但术后应进行积极的抗菌、抗病毒治疗,这类患者是否该施行大手术或能否耐受大手术,要综合评估。对于 CD4$^+$T 淋巴细胞计数＜200/μL 的患者,以保守治疗为主,有学者认为,此类患者术后出现各种并发症的比例明显升高,住院时间显著延长,但也有对此类患者成功实施大手术的报道。而 CD4$^+$T 淋巴细胞计数＜50/μL 被认为是手术的禁忌证。但对于部分急危重症患者,当手术是抢救生命的唯一办法时,可不用考虑 CD4$^+$ 淋巴细胞计数情况,积极手术。对于预进行手术的患者,术前建议常规服用抗病毒药物,监测 HIV 的 RNA 定量,尽可能地在病毒载量低于检测下限后再进行手术。而对于需要限期手术(如恶性肿瘤患者)或急诊手术患者,难以要求患者抗病毒治疗达到以上标准,此类患者潜在的传染性较大,对手术人员威胁也较大。所以,手术人员在思想上一定要高度重视,术中要做好职业防护。

HIV/AIDS 并不是普外科手术的禁忌证。对 HIV/AIDS 患者实施手术时,只要做好充分的术前准备及术前评估,术中严格职业防护,严守操作规程,是可以避免医源性感染的。但艾治滋病患者的术后并发症发生率相对比较高,有文献报道高达 10.1%,对于开腹手术或急诊手术者术后并发症会更高。

手术人员在艾滋病患者的手术中要严格遵守操作规程,其中明确要求:①加穿具有防渗透性能的隔离服、手套及胶鞋。②戴双层手套、防渗透口罩、面屏。③手术医护人员要特别注意注射器、针、锐利物品的正确使用,尖锐器械要用器械盘间接传递。术后在清洗和消毒污染品时,应戴面罩、手套和防渗器械,确保安全。④对术野中的出血、渗液、脓液,用吸引器吸尽,不要沾染术者眼睛及皮肤,术后将所有一次性用品包好,全部烧毁。⑤刀、剪血管钳要用消毒液长时间浸泡后再高温消毒,术后手术室消毒后关闭,暂停手术 1 天。⑥手术时尽量减小创面,避免创面过大,难以愈合并及时止血。⑦做好医患沟通、家属签字、病例记载,保护患者隐私。⑧做好防护工作,避免院内感染,尤其对尚不能确诊的传染病疑似病例。

在处理术中出现的一些突发事件时,如大出血,手术人员一定要沉着、镇定,切勿慌乱,否则就易发生职业暴露,后果会很严重。一旦发生职业暴露,应给予规范处理。对于发生针刺伤或刀划伤者,医务人员必须保持沉着冷静,立即脱去手套,下垂手指,立即从近心端向远心端挤压伤口,使伤口血液流出体外,并使用流水冲洗,再用 0.5% 碘伏或 75% 酒精消毒刺伤部位,禁止在伤口局部挤压。对于眼部黏膜暴露者,立即用大量的清水或生理盐水冲洗。对于完整的皮肤暴露者,立即用肥皂或洗手液清洗干净即可。紧急处理暴露部位后,应立即报告医院预防保健科,由专家组进行暴露级别评估,确定是否需要服用抗病毒药物。如果需要用药,尽量在暴露后 2 小时内服用。HIV 阻断方案有多种,并分别于职业暴露后 0 周、6 周、12 周及 6 个月检测抗-HIV。

第二节　肛周脓肿及肛瘘的特殊类型

一、婴幼儿肛周脓肿及肛瘘

婴幼儿肛周脓肿或肛瘘是肛肠科常见病之一,男性患儿易发,尤以新生儿期及 3 个月以下的婴儿多见。该病起病急,进展快,局部症状明显,病痛剧烈,未及时、正确治疗,常造成症状反复,易对患儿造成不同程度身体和心理影响,也给患儿父母带来身体、工作、心理和经济的压力。

(一)病因

1.外在因素

婴幼儿肛周脓肿的病因比较复杂,与婴幼儿处在生长发育期的生理特点密切相关。

(1)肛周皮肤黏膜娇嫩,防御能力差,长时间使用尿布、纸尿裤导致局部环境潮湿,易引起细菌生长。

(2)纸尿裤更换不及时,尿渣侵蚀或可诱发肠道菌群的改变,皮肤及肠黏膜防御力下降,引起细菌定植。

(3)纸巾擦拭不当引起的皮肤损伤继发感染。

(4)喂养不当,便秘、腹泻,胃肠功能紊乱等也是本病的诱发因素。

2.内在因素

(1)婴幼儿肛门直肠黏膜分化不成熟,免疫结构不成熟,黏膜 IgA 产生较少,导致肛周皮肤和肛门直肠黏膜局部防御能力较弱。

(2)肛腺、肛隐窝的先天性发育异常(过深、壁厚、融合等)。

(3)肛周组织异位上皮细胞移行。

(4)肛裂形成均易继发感染,形成肛周脓肿。

3.菌群种属

婴幼儿机体黏膜免疫功能薄弱。婴幼儿出生后早期大便次数较多,或因病毒或细菌感染导致肠道微生态失调,出现腹泻症状,均易导致肛腺感染而发生肛周脓肿。

有研究者认为,婴幼儿肛周脓肿中细菌种群在性别上存在一定差异:大肠埃希菌在男性患儿中最常见,而女性患儿中金黄色葡萄球菌是最常见的感染菌。

有研究结果显示,定植于皮肤菌群细菌(金黄色葡萄球菌、链球菌)在女性患儿肛周脓肿脓液中占优势,肠道菌群(大肠埃希菌,克雷伯杆菌、肠球菌、变形杆菌等)在男性患儿脓液中占优势。脓液中细菌种类与不同性别患儿肛周脓肿的形成有一定的相关性,这一结论对指导后续治疗很有意义。

(二)诊断

1.临床表现

(1)肛周脓肿表现多发生在出生后 1～2 个月,发病前常有腹泻或便秘史,患儿常因肛周局部疼痛,表现为不明原因的哭闹不安,坐位或排便时哭闹剧烈,食欲减退,精神不振,可伴有发热,年长儿病史可诉说肛周局部疼痛。

小儿肛周脓肿以局部皮下脓肿最为常见,局部体征较明显,可伴有全身症状。表现为肛周局部红肿、硬结,甚至皮肤皱纹消失,红肿处肤温高且触痛明显,起初红肿区域较硬,逐渐变软,出现波动感,可经摩擦自行破溃,形成慢性瘘管。此外,复杂性肛管直肠周围深部间隙脓肿较为少见,全身症状明显,加之患儿的哭闹不予配合,诊断相对较为困难,必要时可局部穿刺定位,肛周局部行 B 超、CT 或 MRI 检查。

(2)肛瘘表现多由肛周脓肿自行破费或切排后形成,表现为外口反复溢出少量粪便。脓血性或黏液性分泌物,常伴局部周围皮肤潮湿、瘙痒,甚至形成湿疹。当外口暂时闭合时,分泌物等不能及时排出,可感到局部红肿胀痛,同时伴有发热、寒战、乏力等全身症状。如外口时闭时溃,反复发作,极易形成复杂性肛瘘。

由于肛周感染的部位不同,其所形成的瘘管的方向亦有不同。多数瘘管具有内口和外口,称完全瘘。其内口在齿线肛窦部,外口在肛门旁略高出皮肤呈乳头状,经常有少许分泌物溢出,有时可以暂时愈合。但在急性发作时外口处再度红肿,破溃流脓。少数肛瘘只有内口或外口,称单口内瘘或外瘘。少数复杂性瘘管治疗上较为困难。

2.检查

小儿肛瘘肛周局部可见单个或多个外口,挤压时可有少量分泌物溢出。肛前瘘外口多位于肛门截石位 3、9 点连线的前方,如女婴直肠舟状窝瘘的外口多位于舟状窝内。外口越多,距离肛门越远,病情越复杂。

(1)视诊。观察肛瘘外口数目、形态、位置和分泌物情况。一般只有一个外口。多单纯性肛瘘,复杂性肛瘘少见。外口多位于肛门两侧,与肛门距离较短。外口分泌物脓液多而稠厚,多为急性炎症期即活动期;脓液混有鲜血或呈淡红色,多为脓肿溃破不久;脓液色黄白而臭秽,名为金黄色葡萄球菌或大肠埃希菌感染;脓液带绿色,多为铜绿假单胞菌感染。

(2)触诊。肛瘘管道穿行于肛周各间隙软组织中或括约肌间,因慢性炎症刺激常会形成纤维化条索。在肛周皮肤上常可触及索状物、肿块成硬结。以示指从外口向肛缘方向触摸,瘘管较浅者,轻按即可触及明显的索状物。

(3)肛门指诊检查,可触及内口附近的小硬结、凹陷等,多位于齿线附近。

(4)探针检查,了解接管行径、长短、深浅,与肛门括约肌的关系及内口位置等。术中常用球头探针从外口顺管道插入,寻找内口。检查时动作应轻柔,不可用力过猛,以免造成假瘘管或假内口。内口真假的确定以探针从内口探出后患者无疼痛感或不出血为准。

(5)染色检查首先在肛内放置一块清洁纱布卷,然后将染色剂从外口缓慢注入瘘管,使瘘管管壁和内口染色,显示瘘管的范围,走行、形态、数量和内口位置。临床上常用的染色剂为2%亚甲蓝,2%亚甲蓝与1%过氧化氢混合液成甲紫(龙胆紫)等。

(6)肛周超声可测定肛瘘范围、内口位置,管道走行分布。

(7)必要时可行瘘管造影,MRI 等检查。

(三)治疗

1.非手术治疗

婴幼儿肛周脓肿几乎很少出现全身感染症状,大多数患儿可以在门诊治疗,不需要住院。肛周脓肿通常容易进展为肛瘘,但大多数患儿并不需要行肛瘘切除术。有学者认为,婴幼儿肛瘘是时间自限性和自身自限性疾病,有自愈的可能;因此,应尽量避免早期直接手术干预。

近年来,婴幼儿肛周脓肿和肛瘘疾病早期,非手术治疗被认为是最合适的治疗。具体方法包括以下几点。

(1)静脉抗生素治疗。对于婴幼儿肛周脓肿和肛瘘,抗生素的应用不是必需的。近年研究提倡使用抗生素,因其可以降低肛周脓肿发展为肛瘘的概率。然而,有研究显示,抗生素的使用会导致部分患儿腹泻,可能会恶化或加剧损伤。不用抗生素时,非手术治疗的治愈率也非常高。故目前不提倡常规应用抗生素,只有当患儿出现发热、全身严重感染等情况时,才给予抗生素治疗。

(2)局部护理。患儿在疾病初期均需进行局部卫生护理,保持局部清洁干燥、使用温水坐浴;局部使用外用药如抗生素软膏、康复新洗液等可以促进脓肿吸收。

(3)有相关研究结果显示,碱性成纤维细胞生长因子喷雾可以成功治愈婴幼儿肛周脓肿和肛瘘。碱性成纤维细胞生长因子是一种多肽,属于多功能细胞因子,可以调节血管生成,促进细胞有丝分裂、细胞分化、细胞移行和组织损伤修复。

婴幼儿肛周脓肿和肛瘘虽然有一定的自愈可能,但绝大多数仍需要外科干预。非手术治疗可以避免患儿麻醉和手术的风险,但不能完全控制病情发展和复发,而且会延长治疗周期、增加抗生素使用、延长患儿的疼痛时间,患儿父母等家属易存在过度焦虑等问题,因此,目前仅用于肛周脓肿和肛瘘疾病的早期治疗和无手术指征前治疗。

2.手术治疗

婴幼儿肛周脓肿首先推荐非手术治疗,但是,如果患儿出现剧烈疼痛、发热、白细胞计数升高及哭闹不止等症状,则需要进行外科干预。外科治疗包括单纯的切开引流术,切开引流＋瘘管探查术。如果有潜在的肛瘘管存在或已经进展为肛瘘,则需要进行肛瘘管切开或切除术及肛瘘管切开挂线术等治疗。

(1)切开引流术。在门诊或诊所应用局部麻醉药膏下,在脓肿最高处或波动最明显处做放射状切口,引流脓液并充分分离脓腔间隔;置入凡士林油纱条。术后、便后行温盐水坐浴进行切口护理。切开引流术可以缓解脓肿引起的局部疼痛不适,促进康复。患儿肛周脓肿切开引流术后使用抗生素抗感染治疗,可以缩短治疗期限,降低肛瘘的发生率;但抗生素使用时间应少于 3 天,时间过长易导致肠道菌群失调及各种并发症的发生。

(2)切开引流＋瘘管探查术。肛周脓肿可能演变成肛瘘在业界已达成共识。通常是发育异常的肛腺、肛隐窝感染导致脓肿形成,进一步演变为肛瘘。因此可以说肛周脓肿与肛瘘是一个疾病的不同阶段。婴幼儿肛周脓肿外科干预首选治疗方法是切开引流术,但约 54% 的患儿同时伴有肛瘘,若不寻找和处理肛瘘管,术后患儿肛周脓肿和肛瘘复发率很高。故对患儿肛周脓肿行切开引流术的同时,应用探针自外口探入,寻找有无伴随肛瘘管。有学者认为,在患儿首次行肛周脓肿切开引流术时,仔细探寻潜在肛瘘管;行瘘管切开或切除术,可以显著降低肛周脓肿的复发率和肛瘘的形成率。即使有些确实不存在瘘管,仔细探寻本身就能起到更好的引流作用,并降低复发率,有利于患儿伤口愈合和远期效果。

(3)肛瘘切开或切除术、切开挂线术。肛瘘的治疗旨在切开整个瘘管,并证实与其相对应的异常肛隐窝的存在。对于婴幼儿低位和单纯性瘘管,一般将探针从外口探入至内口处,沿探针切开或者切除肛瘘管及感染源,若未发现明确感染源,也要将相对应的肛隐窝、肛腺切除。术中尽量清除脓腔内坏死组织,术后使用凡士林油纱填塞创口并加压包扎,定期换药,保持引流通畅,促进恢复。

对于内口较高的瘘管,可行瘘管切开挂线术,即将探针从外口探入,在手指引导下由内口探出,切开内外口之间皮肤,然后在内外口之间引入橡皮筋,收紧括约肌后用7号线固定,以防滑脱。挂线可扩大瘘管内口,保证引流通畅,有利于新鲜肉芽组织生长,促进恢复。挂线治疗的主要优势是可以充分引流,挂线后可使用对乙酰氨基酚栓进行局部镇痛治疗。待结扎线自行脱落,瘘管表面上皮细胞形成,结束治疗。瘘管切开挂线术,可以显著缩短治疗时间,但仍有学者认为在进行瘘管切开术时可能损伤肛门括约肌。外科切开一些较低的内括约肌和较表浅的外部括约肌的部分肌纤维,一般不会造成术后患儿大便失禁。对一些横穿括约肌的瘘管,必须评估瘘管中肌纤维的数量与括约肌系统功能的相关性,进而决定是切开肌纤维还是挂线治疗。瘘管中涉及括约肌的肌肉纤维厚度较厚,意味着切开时不安全,可能导致术后大便失禁。目前,婴幼儿高位肛瘘切开挂线疗法主要依据肛肠科医师的经验。

二、直肠阴道瘘

直肠阴道瘘指直肠前壁黏膜和阴道后壁上皮之间形成的病理性通道。表现为阴道内有气体、脓液或粪便排出,长期反复阴道内感染,伴有会阴处刺痒、疼痛,常致有性生活障碍,给患者造成沉重的心理负担。本病需要手术治疗,但复发率高,严重影响患者的生活质量。该疾病常被描述为"女人所经历的最郁闷、最尴尬、最窘迫和最使人泄气的事情"。

(一)病因

直肠阴道瘘病因复杂,分为先天性和后天性两种。先天性非常罕见,多合并肛门、尿道或膀胱等畸形,治疗难度更大。临床上以后天性者占绝大多数。后天性又分医源性和非医源性。

1.医源性原因

(1)分娩时产伤或侧切不当,是直肠阴道瘘的最主要原因。产伤仍是直肠阴道瘘的最重要的致病原因。

(2)盆腔内子宫附件肿瘤切除手术,术中损伤直肠或生殖膈,尤其低位直肠或生殖膈部位的子宫内膜异位症切除术较易引起直肠阴道瘘。

(3)外科盆底手术,如腹膜后肿瘤切除和低位直肠肿瘤切除手术,游离肿瘤时伤及阴道后壁,或者使用吻合器闭合直肠时未完全推开阴道后壁而误将阴道后壁一并切割,尤其使用双吻合器时更有可能出现。近年双吻合器的广泛应用,由此引发的直肠阴道瘘也有所增加,据文献报道低位直肠癌手术并发直肠阴道瘘的比例高达 10％。经肛门肛管或低位直肠肿物局部切除术及三度以上内痔的痔上黏膜环切术操作不当时也可以引起直肠阴道瘘。此外,肛周脓肿切开或引流不当、脱肛修补术也可能并发直肠阴道瘘。

(4)直肠、会阴、阴道及子宫颈的恶性肿瘤,局部大剂量放射治疗可直接损伤直肠生殖膈,造成慢性坏死、穿孔,形成直肠阴道瘘。有研究提示,放射性损伤是直肠阴道瘘治疗失败的高危因素。

2.非医源性原因

(1)炎性肠病,占 0.2％～2.1％,如隐窝腺疾病和克罗恩病,也是直肠阴道瘘修补失败的高危因素。

(2)直肠阴道肿瘤直接浸润生殖膈,坏死溃烂引发直肠阴道瘘,虽不多见,但治疗棘手。

(3)肛周和会阴区的脓肿,如肛周脓肿未及时切开,或巴氏腺脓肿扩大蔓延,向深筋膜进展侵犯。

(4)机械性外力直接穿通伤。

(二)诊断

1.临床表现

(1)大便时粪便从阴道内流出,尤其是稀便时更为明显,瘘口较小者,虽不见粪便排出,但有阴道排气现象。

(2)少数直肠阴道瘘患者表现为不明原因的阴部疼痛以及阴道内出现刺鼻的恶臭味,也有患者以反复发作的阴道炎为主要症状。

(3)有些患者同时存在腹泻、便血、黏液便、腹痛等症状,通常提示直肠阴道瘘的潜在病因为炎症性肠病。因此应详细询问患者结直肠肛门手术史、分娩史、放射治疗史、炎症性肠病史以及有无大便失禁的症状。最后应该排除盆底恶性肿瘤的可能。

2.检查

直肠阴道瘘一般分为高位和低位两种类型,其中低位直肠阴道瘘位于直肠下三分之一和阴道下二分之一,高位直肠阴道瘘位于直肠中三分之一、阴道上二分之一及阴道后穹隆。根据瘘口直径大小分为三种类型,其中小于 0.5 cm 者称为小瘘;0.5～2.5 cm 者称为中瘘;大于 2.5 cm 者称为大瘘。

根据治疗难易程度分为简单和复杂两种类型:中低位、直径小于 2.5 cm 及既往无手术史一般被认为是简单瘘;相对高位、直径大于 2.5 cm、存在两个或者以上瘘管、既往有修补手术或者局部放射治疗史,及由隐窝腺疾病、克罗恩病或肿瘤侵犯引起者被认为是复杂瘘。

体格检查应同时包括检查会阴体的厚度和有无陈旧性手术瘢痕。直肠指检可触摸条索样窦道、凹陷以及初步评估肛门括约肌的张力和控便功能。对于直肠阴道瘘来说,阴道直肠双合诊可以进一步确定瘘管的位置及会阴体的厚度。当瘘口显露不明显时,可用阴道窥器、直肠镜来辅助诊断。当上述措施无效时,可以尝试以下几种方法:温水注入阴道内,用直肠镜在直肠内通气,观察阴道内有无气泡。或者可以采用直肠内灌入亚甲蓝,阴道内塞入棉条,10~15分钟后观察棉条上是否有染色。辅助检查手段包括盆腔 MRI 和 CT,经直肠或阴道内超声及结直肠镜、膀胱镜和腹腔镜检查等。单纯性低位直肠阴道瘘诊断比较容易,对复杂高位直肠阴道瘘,尤其炎性肠病、子宫内膜异位、盆底直肠阴道术后、肿瘤直接侵犯或高位多窦道引起的,以及经多次手术治疗后复发的直肠阴道瘘,术前需仔细全面评估全身和局部情况,有助于制定手术方案。

(二)治疗

小瘘有自发愈合的可能,可保守治疗 6~12 周后再考虑手术治疗。对于多次手术修补失败者,延长保守治疗时间有助于局部组织水肿、硬化、感染的消退。

1.单纯切除缝合修补术

单纯、低位的直肠阴道瘘可以采用手工缝合方法修补。手术要点是,通过阴道窥器或直肠拉钩充分显露术野,经直肠侧或阴道侧,或双侧结合直视下切除瘘口周围瘢痕组织,然后分层缝合关闭瘘管。缝合时最好使用可吸收缝线以减少局部异物反应和炎症反应。对术前发现有肛门功能不全或者直径 2.5 cm 以上大瘘口应同时行肛门括约肌重建,以预防术后控便能力下降或失禁。做本手术前,应做好充分的术前准备。术前要控制好糖尿病和自身免疫性疾病等,使全身营养状况相对较好。对直径大、高位、复发及炎性肠病引起的瘘,不建议采用直接缝合修补术;此种情况下直肠阴道瘘修补的失败率非常高,贸然手术,一旦失败将给后续治疗造成极大困难。

2.直肠黏膜瓣推移覆盖修补术

该术式主要是采用健康的上皮组织覆盖瘘的一端来消除直肠阴道瘘,包括经肛门或者阴道的推移瓣修补术。大部分外科医师选择经肛门的推移瓣修补术,因为直肠存在高压区,如果满意修补了直肠的开口,就能阻止高压区肠道细菌的污染。推移瓣修补术手术操作步骤为:用肾上腺素氯化钠溶液 20 mL 在瘘口周围及直肠黏膜下浸润,以减少出血,自瘘口远端向近侧端做一顶窄底宽的直肠黏膜肌瓣(底宽为顶宽的 2 倍),长约 4.0 cm,包括黏膜、黏膜下层和部分环肌层,以确保血供和缝合无张力,切除直肠瓣顶端含瘘口部分,先用 2-0 可吸收缝线缝合瘘口肌层缺损,再将直肠瓣向下牵引覆盖瘘口,用 3-0 可吸收缝线分别间断缝合直肠瓣的顶端及两侧。直肠推移瓣修补或肛门推移皮瓣修补治疗单纯性直肠阴道瘘具有以下优点:①不需切开会阴体,疼痛轻,愈合快;②不需切断括约肌,不会引起肛门失禁;③避免了锁眼畸形;④不需做保护性造口。

3.自体组织瓣转移填塞修补术

利用带血管蒂自体组织包括皮瓣、肌皮瓣、脂肪瓣、球海绵体肌脂肪垫、股薄肌、臀大肌、骶骨直肠肌、大网膜或小肠瓣等,填充修补直肠阴道瘘。这其中最常用的是阴唇脂肪垫。手术的步骤如下:在会阴近阴道口做一弧形切口,向头侧端分离直肠阴道隔至瘘口上方 2 cm,缝合修补直肠侧,切除阴道侧瘘口部分,在大阴唇做一垂直切口,游离大阴唇脂肪垫和球海绵体肌,并保护好后下方的血供,经过皮下隧道植入直肠阴道隔,缝合修补阴道侧。

用股薄肌转移术治疗直肠阴道瘘和直肠尿道瘘。大块的股薄肌转移术可以增加直肠阴道隔的厚度,使直肠阴道完全分开,但由于股薄肌分离和转移创伤大,故并发症相对较高。股薄肌转移的手术步骤是:先做经会阴切口,分离直肠阴道隔至瘘口上方 2 cm 健康组织,分别修补直肠侧和阴道侧,再将游离股薄肌(图 6-1)通过皮下隧道旋转插入直肠阴道隔,注意不要扭转,缝合固定在直肠阴道隔分离的顶端,缝合会阴部切口。

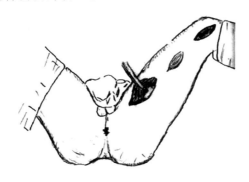

图 6-1　游离股薄肌

自体带血供组织对直肠阴道瘘进行转移填塞修补术的经验为:①切口长度的选择一般在 3~5 cm 即可。②分离直肠阴道间隔时要特别注意两点,一是首先要在括约肌上缘分离,避开括约肌;二是要找准间隔的界限,一般找准了不会有出血。③游离组织瓣时要注意保护组织的血供,一般在分离过程中是从顶端开始,仔细辨认组织供应血管予以保护。在修补瘘口前先游离隔绝组织,这样就保证了有一定的时间观察组织的血供情况,同时保证游离组织有足够的长度,可以采用边分离边拉组织测量长度的办法。还要保证组织有足够的厚度,这样既可以有效地保证血供,又可以使间隔厚度达到标准。④固定隔绝组织时要注意不能留无效腔;在缝合过程中不能阻断组织原端的血供,以免出现组织坏死。⑤关闭会阴体时要注意引流,可使用橡皮片自切口引出,一般术后48小时即可拔除引流皮片。⑥术后一般采用肠内营养控制排便1周,因此完全可以不做预防性造口。

4.经阴道修补术

对于经历多次直肠推移瓣修补术失败的患者或直肠黏膜不健康的患者(克罗恩病合并直肠炎或硬化剂注射导致直肠黏膜坚硬固定),采用经阴道的推移瓣修补术或瘘管切除联合分层缝合术也可以获得不错的效果。

手术方法:①良好显露阴道后壁瘘口,术者一手指伸入肛门将瘘口顶起。在瘘口周围阴道黏膜下注入稀释的肾上腺素液。以弯镰刀形刀片在距瘘口缘0.5 cm处做环行切口,深至阴道筋膜层。②以组织钳牵引切口阴道缘,用弯镰刀形刀片向瘘口四周离心分离阴道黏膜与直肠壁约2 cm。瘘口缘阴道黏膜稍向心分离约2 mm,不用切除瘘口缘瘢痕。③以1号丝线沿瘘口缘做荷包缝合,缝线不透过直肠黏膜。瘘口较大者(>2 cm)间断褥式缝合。④用1号丝线间断包埋缝合阴道黏膜下结缔组织,加固瘘口前方。⑤以3-0可吸收线间断缝合阴道黏膜。阴道内填塞碘伏纱布卷。

5.经腹腔修补术

经腹腔修补多应用于合并阴道膀胱瘘或阴道结肠瘘修补术、直肠癌手术后并发的直肠阴道瘘等。有时用腹腔镜辅助手术,腹腔镜直视下操作有助于辨清结构,便于分离。具体方法为以下几点。

(1)患者取截石位,麻醉成功后,会阴组手术人员扩肛门,显露冲洗直肠吻合口、阴道及直肠阴道瘘口,并进行消毒,将阴道瘘口周围溃烂组织切除。

(2)沿原切口打开腹腔并向上延长切口,显露大网膜、横结肠及左半结肠。游离降结肠侧腹膜、脾结肠韧带、胃结肠韧带,断肠系膜下静脉,断降结肠一级卵圆弓交通支,将左半结肠自横结肠中部完全游离,注意保护结肠中动静脉。

(3)分离盆腔粘连,游离出吻合口以上结肠。注意保护双侧输尿管、结肠系膜血管,将盆腔肠管完全游离。

(4)肠钳阻断近端肠管,防止肠内容物流出污染腹盆腔,将肠管自吻合口处向下游离直肠,吻合口 3.0 cm 以下离断直肠,残端止血。

（5）再次行直肠残端、阴道及直肠阴道瘘口冲洗并消毒。

（6）将左半结肠经直肠残端、肛门拖出体外并固定于皮肤。固定肠管时,避免缝合结肠系膜血管,防止肠管坏死。

（7）游离大网膜。自胃大弯无血管区向右游离胃网膜左动静脉至根部,游离大网膜与横结肠附着处,将带胃网膜右动静脉血管的大网膜完整游离。

（8）隔离、修复。将带蒂的大网膜穿过横结肠与小肠系膜无血管区（垂直距离）到盆腔底部,将大网膜铺垫于阴道瘘口下方。会阴组人员用可吸收线将阴道瘘口纵行连同下方大网膜一同缝合,同时避免大网膜夹杂在阴道切口中,影响瘘口愈合。

（9）3～4 周后,待结肠与肛门周围粘连牢固后,再切除肛门外多余肠管。

6.经会阴切开修补术

经会阴入路的会阴直肠切开术对于合并肛门括约肌损伤的中低位直肠阴道瘘的治疗有独特的优势。会阴直肠瘘管切开术的要点是将直肠阴道瘘转变为Ⅳ度会阴裂伤,之后逐层缝合裂伤。该术式最大的优点是手术视野开阔,手术径路表浅直达,可以充分进入瘘管和括约肌缺损处,从而进行充分的括约肌折叠和会阴体重建。但切开肛门括约肌有引起术后肛门失禁的风险。

经会阴切开修补术采用直接切断直肠和阴道间的会阴体直达直肠阴道瘘管,分别缝合直肠壁、肛提肌和外括约肌,最后缝合阴道壁的手术方法。术式要点为:充分显露瘘口,矢状位切开会阴体全层,切开皮肤、皮下、瘘管下方括约肌,直达瘘管;清除感染及坏死组织后,锐性分离阴道后壁和直肠前壁之间的间隔组织,向上方游离达瘘口近侧 2～3 cm 处,向两侧游离至外括约肌和肛提肌下缘;彻底止血后,用强生薇乔 4-0 可吸收线首先间断缝合直肠壁全层,然后用可吸收线间断缝合两侧肛提肌脚、外括约肌深浅部,肌肉的缝合以打结无明显张力为宜;最后缝合阴道全层和会阴部切口。术后使用抗生素 5 日以预防感染,术后禁食 3 日,第 4 天进全流食,1 周后进普食;术后留置肛管 3 日、导尿管 1 周,注意保持局部清洁,尽量避免过早排粪,排粪后用 1∶5 000 高锰酸钾溶液坐浴。

7.经肛门内镜微创手术

经肛门内镜微创手术是修补直肠阴道瘘的新方法,具有微创、视野放大清晰及瘘口辨认准确等优点;缺点是操作难度大,应用范围局限,仅限于直肠黏膜瓣推移覆盖修补术的内镜下操作,其中部分操作仍需传统手工完成。

三、肛瘘癌变

肛管部恶性肿瘤大约占胃肠道肿瘤的 1%。世界卫生组织诊断标准中,肛管腺癌来源于 3 个部位:直肠、肛腺和肛瘘。尽管肛瘘继发癌变导致的肛周黏液腺癌罕见,但近几年相关报道增加。该病病变隐匿,临床表现多不典型,常被误诊误治。

(一)病因

一般认为癌变与长期慢性炎症的刺激有关。硬结形成、黏液分泌及疼痛常为癌变的先兆,10 年以上者癌变率较高,值得人们引起高度的重视。术后常规病理检查,避免延误诊断和治疗。从大量的临床资料来看,导致肛瘘癌变的原因有以下几个方面:①长期的慢性炎症刺激:长期的炎症存在,使得脓性物以及粪便从瘘管排出,从而刺激细胞异常增生,导致恶性病变;②细菌感染:细菌长期存在于瘘管内,特别是铜绿假单胞菌或结核杆菌感染,缠绵不愈,可导致癌变;③药物刺激:长期大量地使用各种局部外用药,经常刺激局部,导致癌变。总之,肛瘘应早诊断、早治疗,防止病久癌变。

(二)诊断

1.临床表现

肛门部刺激症状:肛瘘癌变的临床表现缺乏特征性。肛管直肠腔内并没有肿瘤表现,肿瘤在坐骨直肠间隙或会阴部隐匿性缓慢生长使早期诊断困难。复杂的肛周病变形成的狭窄、溃疡、炎症等。导致局部检查受限。患者的主诉常表现为长期、反复发作的肛瘘或肛周脓肿、肛周溃疡、红肿疼痛、硬结、肛管狭窄,脓液多呈胶冻样,没有便血或梗阻症状。临床医师常误诊为肛周或坐骨直肠窝的脓肿或肛瘘而反复手术治疗。癌变时发生多表现为以下几点。

(1)肛瘘症状加重,局部分泌物增多,而无暂时假性愈合的征象。

(2)出现肛周局部疼痛,呈持续性,有进行性加剧的趋势。

(3)瘘口排出的分泌液性状发生改变,可见胶冻样液和/或血性液,有时混有具特殊恶臭味的咖啡色样坏死组织。

(4)肛周瘘管部位出现的肿块,呈进行性增大,但并无明显红、热等急性炎症的表现,后期肿块可自行破溃,流出混合型坏死组织,伴恶臭;晚期伴有腹股沟区淋巴结的进行性肿大,抗感染治疗后不消退。

2.检查

(1)影像学检查:影像学检查对鉴别肛瘘癌变的组织学类型帮助不大,影响其外科切除方案的主要因素不是组织学类型,而是肿瘤的部位、形态、大小、边界、密度、受累的脏器等。MRI 对肛瘘诊断的准确率达 85% 以上,对简单的肛瘘,MRI 能显示括约肌间隙的异常信号及其向下通于皮肤的瘘口。对复杂性肛瘘,MRI 能显示瘘管通过直肠旁间隙穿过肛管或直肠壁,能较好地显示肛门括约肌、直肠等瘘管周围组织结构,从而有助于判断瘘管周围炎症侵及的范围。CT 三维重建在颌面骨骨折、肠梗阻等疾病诊断中已广泛应用并取得了很好的临床价值,在肛肠外科的应用报道较少,但可以客观逼真地反映瘘管的类似于树枝状的立体结构,其最大优点是能提供目前为止术前最为全面的影像学资料供外科手术参考,在拟行外科手术治疗的病例中能提供给外科医师最直观的资料,对临床制订手术计划、减少复发有重要的指导作用。

(2)血清肿瘤标志物如癌胚抗原、糖类抗原(199、125)等在结直肠癌与术后评估中广泛应用。必要时通过瘘管组织病理学活检才能作出正确的诊断。

(三)治疗

此病早期症状多被肛周脓肿和肛瘘的症状所掩盖,诊断较为困难,临床医师应增加对本病的认识,提高警惕,仔细询问病史和耐心体格检查。肛瘘癌变病程发展慢,恶性程度相对较低,但易被漏诊。肛瘘癌变主要以手术治疗为主,首选是经腹会阴联合根治术。肿瘤局限者,可行局部扩大切除术。出现腹股沟淋巴结转移者还需行淋巴结清扫。手术前后配合规范化疗,必要时配合放射治疗等综合治疗,进一步提高治愈率。临床上对于长期肛瘘患者,特别是对一些由于特殊原因不能手术或不愿手术的带瘘生存患者,要注意局部检查或临床症状的变化,定期进行影像学检查,必要时可以取组织活检,有时癌肿在瘘管深部,需要多次、深部病灶的活检有利于减少漏诊;同时还要提高患者对此病的思想认识。

对于病程 10 年以上的且多次手术治疗的肛瘘一定要警惕,对于每一例肛瘘手术,手术标本都要进行病理检查,从而减少误诊误治。

第七章

肛周脓肿及肛瘘的预防

第一节 饮食调理

一、饮食忌宜

(一)多吃蔬菜、水果

对于肛肠病患者来说,蔬菜、水果是非常重要的。因为便秘往往与肛肠病的发生有关,从预防的角度讲,应预防大便秘结,保持大便通畅,所以饮食方面应多食青绿蔬菜、新鲜水果,如芹菜、菠菜、韭菜、黄花菜、茭白、苹果、桃、杏、瓜类等富含纤维素的食品,这样可以增加胃肠蠕动,润肠通便,排出肠道的有害物质。

(二)多食粗粮杂粮

随着人们生活水平的提高,粗粮杂粮似乎淡出了人们的视野。偶尔吃一顿,也成了我们回忆过去及怀旧的表达方式。实际上,粗粮杂粮的营养成分远比单一的细粮高。研究表明,杂粮有许多药用功效。经常吃杂粮有助于胃肠消化,粗粮中的纤维素是最佳的清肠通便剂,它在肠道内吸收水分,吸收毒素,促进通便。俗话说:"肠中常清寿命长。"多进食富含可溶性纤维的粗粮,如燕麦、糙米等,能加强肠道活动,令粪便变软,不会积存压住经脉血管。常见的粗粮杂粮有大麦、荞麦、小米、玉米、红薯等。

(三)忌食或少食刺激性食物

要吃得清淡,平时宜尽量少吃或不吃辛辣刺激性食物,如生葱、大蒜、辣椒、胡椒、韭菜,特别是不能多吃辣椒。因为这些食物会扩张痔静脉血管,加重其淤血和曲张。辣椒很不易吸收,留在直肠中,对黏膜和血管有很强的刺激作用,容易导致局部充血,加重病情,对治疗极为不利。所以,肛周脓肿和肛瘘患者在积极预防、治疗疾病的同时,在饮食选择上也要特别注意,千万别因一时的美味而让痛苦再次降临,应根据自身的具体病情选择不同的食物,更要对辛辣刺激性食物避而远之。

要忌香燥炙煿食物,少饮浓茶。更要注意限制烟酒,如果患处有感染化脓,还要忌食豆类制品及鱼虾腥味类食品。对于部分患者,饮食宜食温热软烂易消化的食物,如藕粉、莲子、山药、芡实、薏苡仁、瘦肉、鸡蛋、猪肝等,忌刺激性食物,如辣椒、芥末、酒等,少吃大蒜(大蒜食品)、生姜、生葱;忌水果及凉拌菜等生冷多渣滑肠之品,夏天尤其要避免食用冷饮,不吃油腻食物。

(四)忌食"发物"

肛瘘患者忌食猪头肉、公鸡肉、羊肉、狗肉、虾、蟹等发物,以及芥菜、南瓜。前者易生风动血,后者易使气滞湿阻,蕴生湿热,均可诱发或加重病情。

(五)忌饮酒

中医认为肛瘘的发病多与湿热下注有关,酒为大辛大热之品,尤其是烈性酒辛热更炽,饮酒可助其湿热为患。临床上发现许多患者对酒特别敏感,一般在饮酒后半小时就会感到肛门不适,次日即可出现便血,肛门肿痛,或排便疼痛加剧,或瘘管脓液增多等病情加重的症状。倘若酗酒,后果更为严重。

(六)养成良好的饮食习惯

吃饭定时,饥饱适宜,不暴饮暴食,以免因大便干燥,排出困难而加重病情。好习惯是好身体的前提,形成了良好的饮食习惯,我们的生活才能更加有节奏,生物钟才能更加协调稳定,那种饥一顿、饱一顿的饮食习惯是极不可取的。

二、常用药膳

根据体质的特点以及食物治疗学的理论,恰当地选择相应的食物来预防疾病是从古沿用至今的法宝。根据人体体质状况,见微知著,及早预防,可以防患于未然,这也是中医"治未病"的重要内容之一。

(一)体质

1.平和质

对于阴阳平和的人应丰富饮食的种类,形成多样化的饮食习惯,多吃五谷杂粮、蔬菜瓜果,少食过于油腻及辛辣之物。建议选择具有健脾、滋肾作用的饮食。常用药膳为山药芝麻糊等。山药芝麻糊:山药 15 g,黑芝麻、冰糖各 120 g,玫瑰酱 6 g,鲜牛奶 200 mL,粳米 60 g。制作:粳米洗净,浸泡 1 小时,捞出;山药洗净,去皮,切成小粒;黑芝麻炒香;把粳米、山药粒、黑芝麻放入搅拌器,加水和鲜牛奶打成糊;锅中加入清水、冰糖,溶化过滤后烧沸,将芝麻糊慢慢倒入锅内,放入玫瑰酱不断搅拌,煮熟即可。长期服用,理气健脾,益寿延年。

2.气虚质

对于气虚体质的人应多吃具有益气健脾作用的食物,如粳米、小米、黄米、大麦、黄豆、白扁豆、豇豆、蚕豆、豌豆、土豆、白薯、红薯、山药、胡萝卜、香菇、鲫鱼、鹌鹑、鹅肉、羊心、羊肚、莲子、蘑菇、芡实、栗子、人参等。少吃具有耗气作用的食物,如槟榔、空心菜等。常用药膳为红枣山药炖南瓜等。红枣山药炖南瓜:山药 300 g,南瓜 300 g,枣(干)100 g,赤砂糖 15 g。制作:鲜山药、南瓜分别用水洗净,鲜山药削去皮,切成 3 cm 见方的块,南瓜去皮和内瓤,也切成相同大小的块,红枣用水洗净,划开后去除枣核,将山药块、南瓜块及红枣加红糖,放入炖盅内,加入水,放在火上烧开,盖好盖,改用小火炖 1 小时左右,至山药、南瓜熟烂时即可。

3.阳虚质

对于阳虚体质的亚健康人应多吃甘温益气的食物,比如牛羊狗肉、葱、姜、蒜、花椒、鳝鱼、韭菜、辣椒、胡椒等。少食生冷寒凉食物,如黄瓜、藕、梨、西瓜等。常用药膳为苁蓉羊肉粥等。苁蓉羊肉粥:肉苁蓉 30 g,羊肉 500 g,狗肉 200 g,红枣 10 个,料酒、食盐适量。制作:肉苁蓉清水浸泡,红枣洗净,羊肉、狗肉剔去筋膜,放入开水锅中略烫,除去血水后捞出,切块备用;肉苁蓉、羊肉、狗肉、红枣放入砂锅中,加清水、料酒、食盐,旺火烧沸后撇去浮沫,再改用小火炖至羊肉、狗肉熟烂即成。本品能温肾阳,补脾气。

4.阴虚质

对于阴虚体质的亚健康人可以多吃甘凉滋润的食物,比如黑大豆、黑芝麻、蚌肉、兔肉、鸭肉、百合、豆腐、豆浆、猪头、猪髓、燕窝、银耳、木耳、甲鱼、牡蛎肉、鱼翅、干贝、麻油、番茄、葡萄、柑橘、荸荠、香蕉、梨、苹果、桑椹、柿子、甘蔗等。少吃羊肉、狗肉、辣椒、葱、蒜等性温燥烈之品。常用药膳为沙参山药粥等。沙参山药粥:沙参、山药、莲子、葡萄干各 20 g,粳米 50 g,糖适量。制作:先将山药切成小片,与莲子、沙参一起泡透后,再加入所有材料,放入砂锅内加水用火煮沸后,再用小火熬成粥。本粥益气养阴,健脾养胃,清心安神。

5.痰湿质

对于痰湿体质的亚健康人饮食应以清淡为原则,多吃具有健脾、化痰、祛湿功用的食物如薏米、菌类、紫菜、竹笋、冬瓜、萝卜、金橘、芥末等食物。少吃肥肉、甜及油腻的食物。常用药膳为赤豆鲤鱼汤等。赤豆鲤鱼汤:活鲤鱼1尾(约800 g),赤小豆50 g,陈皮10 g,辣椒6 g,草果6 g,料酒、生姜、葱段、胡椒、食盐少许。制作:将活鲤鱼去鳞、鳃、内脏;将赤小豆、陈皮、辣椒、草果填入鱼腹,放入盆内,加适量料酒、生姜、葱段、胡椒,食盐少许,上笼蒸熟即成。本汤有健脾除湿化痰的功效。

6.湿热质

对于湿热体质的亚健康人应提倡饮食清淡,多吃甘寒、甘平、清利湿热的食物。不宜暴饮暴食、酗酒,少吃肥腻食品、甜味品,以保持良好的消化功能。适度饮水,避免水湿内停或湿从外入。常用药膳为茯苓车前粥等。茯苓车前粥:茯苓粉、车前子各30 g,粳米60 g。制作:车前子用纱布包好,水煎半小时,去渣取汁,加粳米煮粥,粥成时加茯苓粉、白糖适量稍煮即可,每天空腹服2次。本粥具有利水渗湿、清热解毒的功效。

7.血瘀质

对于血瘀体质的亚健康人建议多吃可活血化瘀的食物,如黑豆、黄豆、香菇、茄子、油菜、羊血、芒果、木瓜、海藻、海带、紫菜、萝卜、胡萝卜、金橘、橙子、柚子、桃子、李子、山楂、醋、玫瑰花、绿茶、红糖、黄酒、葡萄酒、白酒等具有活血、散结、行气、疏肝解郁作用的食物。少吃肥猪肉等滋腻之品。应戒除烟酒。常用药膳为川芎海带萝卜粥等。川芎海带萝卜粥:川芎12 g,海带30 g,萝卜50 g,紫菜20 g,香菇20 g,食盐、料酒适量。将所有食材洗净加水煮熟,加适量盐和料酒慢炖10分钟,挑出川芎,温服。本粥具有活血祛瘀、行气止痛的功用。

8.气郁质

对于气郁体质的亚健康人建议多吃小麦、高粱、蒿子秆、香菜、葱、蒜、萝卜、洋葱、苦瓜、黄花菜、海带、海藻、橘子、柚子、槟榔、玫瑰花、梅花等行气、解郁、消食、醒神之品。睡前避免饮茶、咖啡等提神醒脑的饮料。常用药膳为柴胡苦瓜瘦肉汤等。柴胡苦瓜瘦肉汤:柴胡12 g,川贝10 g,苦瓜200 g,猪瘦肉200 g。制作:苦瓜切段,猪瘦肉切丁,备用,砂锅中注水烧开,倒入柴胡、川贝、瘦肉丁,淋入适量料酒,撇去浮沫,放入苦瓜,烧开后用小火炖1小时,至食材熟透,放入少许盐、鸡粉搅拌片刻,至食材入味,将汤料盛出,装入碗中即可。本品行气解郁、和解表里、疏肝升阳。

9.特禀质

对于特禀体质的亚健康人饮食宜清淡、均衡、粗细搭配适当、荤素配伍合理。少饮食荞麦、蚕豆、白扁豆、牛肉、鹅肉、鲤鱼、虾、蟹、茄子、酒、辣椒、浓茶、咖啡等辛辣之品、腥发及含致敏物质的食品。常用药膳为黄芪首乌藤炖猪瘦肉等。黄芪首乌藤炖猪瘦肉:黄芪 20 g,首乌藤 15 g,猪瘦肉 150 g,食盐、葱、生姜、料酒、味精各适量。制作:猪瘦肉洗净切片备用,首乌藤、黄芪浸软备用,将猪瘦肉、黄芪、首乌藤放入砂锅,加入清水熬煮,适当加入食盐、葱、生姜、料酒、味精,文火慢炖。本品具有益气养血、祛风脱敏功效,适合过敏体质者食用。

(二)证型

除了根据不同的体质进行食疗外,根据肛肠疾病症候选膳食疗,充分体现了"治未病"中既病防变的重要思想,将肛肠疾病的症候总结为十二种证型,从而归纳出治疗十二法。

1.清热凉血法

清热凉血法适用于便血,血下如溅,色鲜红,或发热口渴,面红目赤,便秘溲黄,舌质红,苔黄厚,脉洪数者。常用药膳:一杯鲜、牡丹鸡蛋汤、鸡冠藕汁汤等。

一杯鲜:鲜藕 200 g,鲜荸荠、鲜菱各 250 g,鲜荠菜 300 g,鲜葡萄、鲜猕猴桃各 100 g,冰糖适量。各味洗净,菱去壳,均切细捣烂如泥,绞取鲜汁,装瓶备用。饭后浓米汤,溶化冰糖后送服鲜汁,每次 500 mL。每天 2～3 次,连服 2～3 天,夏季随服随制,秋季放不超过 2 天。用于治疗血热妄行,内痔便血、滴血、射血,血红、量多。

2.清热利湿法

清热利湿法适用于症见肛门肿痛坠胀,大便壅滞不畅;或腹痛泻痢,脓血混下,里急后重,口苦纳呆,小便短赤,舌红苔黄而厚腻,脉濡滑而数者。常用药膳:黄柏饮、鲜马齿苋粥、桃仁秦皮炖大肠等。

黄柏饮:黄柏 10 g,苦参 6 g,饴糖 30 g。上二味药入砂锅添清水 500 mL,文火煎至约 300 mL 时离火,加入饴糖调味即成。每天晨起空腹,一次饮之。黄柏苦寒入大肠经,清热燥湿,泻火解毒,苦参苦寒入肝大肠经,清热利湿,饴糖益气补脾。用于治疗肛门肿痛。

3.清热解毒法

清热解毒法适用于症见肛门焮红灼热,肿胀高突,疼痛剧烈,恶寒发热,口渴喜饮,尿赤便结,舌红苔黄燥,脉洪数者。常用药膳:金银花粥、马齿苋丸、银黄通便茶等。

金银花粥:金银花 10 g,绿豆 20 g,糯米 50 g。制法:上三味入砂锅添清水 800 mL,先用武火煮沸,改文火,再至小火,煮至 500 mL,成粥状;或先将金银花入锅,添清水 800 mL 煎至约 500 mL 时,弃去金银花渣,再入绿豆,糯米,熬成粥状即可。早、晚各一次,佐餐食用。金银花甘、寒入肺、胃、心经。清热解毒,行血散瘀。绿豆甘、凉,归心、胃经,清热解毒。糯米甘、温入脾、胃、肺经,补中益气。

4.清热通腑法

清热通腑法适用于症见腑实热结便秘,发热烦渴,舌红苔黄腻,脉洪数者。常用药膳:番泻鸡蛋汤、决明炖茄子、鲜笋拌芹菜等。

番泻鸡蛋汤:番泻叶 10 g,鸡蛋 1 个,菠菜少许,食盐、味精适量。番泻叶,水煎去渣取汁,倒入搅散的鸡蛋,加菠菜食盐味精,煮沸即成。煎汤每天 2～3 次。番泻叶甘苦寒,泻下导滞,清导实热。鸡蛋性甘平,益气养血。菠菜甘凉,润燥通便。

5.养阴润燥法

养阴润燥法适用于症见津液亏损,血虚肠燥便秘,舌红少津,脉细数者。常用药膳:当归柏仁粥、生地炖香蕉、柏子仁汤等。

当归柏仁粥:当归 20 g,柏子仁 15 g,粳米 100 g,冰糖适量。将当归、柏子仁洗净,锅内放入水 1 碗,微火煎至半碗,去渣留汁,备用,粳米淘洗干净,加水适量和药汁同入锅内煮粥,先用大火煮沸再改用微火熬至粥香熟时,加冰糖适量继续熬至汁稠黏为度。佐餐服用。功效养血、润燥、通便。用于血虚便秘者。方中当归补血润肠,柏子仁润肠通便,粳米、冰糖和中调味。

6.滋阴清热法

滋阴清热法适用于症见久病伤阴,疮口脓水清稀,体瘦食欲缺乏,五心烦热,颧红盗汗,舌红少津,少苔或无苔,脉细数者。常用药膳:桑椹地黄膏、太子参银耳汤、凉拌双耳等。

桑椹地黄膏:桑椹 500 g,生地黄 200 g,蜂蜜适量。制法:将桑椹、生地黄洗净加水适量煎煮。每 30 分钟取煎液一次,加水再煎,共取煎液两次,合并煎液,再以小火煎熬浓缩,至较黏稠时,加蜂蜜 1 倍,至沸停火,待冷装瓶备用。用法:每天 1 汤匙,以水冲化,日服三次。功效:养阴清热,润肠通便。适宜阴虚肠燥者用之。方中桑椹甘寒,滋阴补血,生津润肠通便。

7.活血祛瘀法

活血祛瘀法适用于症见气滞血瘀,肛痈初起,或内痔嵌顿,外痔血栓,舌质紫暗,苔黄,脉弦滑者。常用药膳:红七酒、鸡蛋汤、金银花粥等。

红七酒:红花 100 g,三七 200 g,白酒 2 000 mL。制法:将三七碎为粗粒状与红花一同用细纱布包之,入酒内,浸泡 30 天,并隔天晃动一次。早、晚各一次,每次 20 mL。红花辛、温,入心肝经,散瘀活血、消肿止痛;三七微苦、温,入肝、胃、大肠经,化瘀止血、活血、消肿,两药共奏化瘀活血止血、消肿止痛之效。用于治疗湿热及咳血,便血。

8.温阳健脾法

温阳健脾法适用于症见脾肾阳虚,或五更泄泻,完谷不化,肠鸣腹痛,四肢冷,畏寒喜暖,舌淡苔白腻,脉沉迟者。常用药膳:四神腰花、黄芪山药莲子粥、羊肉山药粥等。

四神腰花:猪腰子(羊腰子亦可)1 对,补骨脂 10 g,豆蔻 10 g,花椒 10 g,大茴香 10 g,食盐少许。将猪腰子筋膜臊腺去掉,切划细花与其余四味加水适量,煎煮半小时,再放食盐少许煮 10 分钟即可。吃腰花不喝汤。补骨脂温肾壮阳,温脾止泻,肉豆蔻温中行气,涩肠止泻,花椒温中暖脾止泻,大茴香温肾祛寒,猪腰子补肾利湿,合用有温肾壮阳、补脾止泻之功效。

9.补益气血法

补益气血法适用于症见久痔下血,或痔瘘术后创口愈合迟缓,面色无华,神疲气短,头晕目眩,心悸失眠,脉细数无力者。常用药膳:参芪粥、菠菜猪血汤、人参猪肉汤等。

参芪粥:生黄芪 200 g,党参 50 g,甘草 5 g,粳米 100 g,大枣 10 枚。将黄芪、党参、甘草浓煎取汁。粳米、大枣同煮,待粥成后兑入药汁调匀即可。早晚服用。连服 10~15 天。补气养血。

10.补中益气法

补中益气法适用于症见老人气血衰弱,或直肠脱垂,肛门下坠,时有黏液溢出,面色㿠白,便溏食少,舌质淡,苔薄白,脉细弱无力者。常用药膳:健脾糕、参芪粥、黄芪山茱萸汤等。

健脾糕:党参 150 g,山药 150 g,莲子肉 60 g,茯苓 80 g,芡实 60 g,炼蜜 500 g,薏苡仁 60 g,白糖 1 250 g,糯米(炒)1 500 g,粳米(炒)3 500 g。将各药与米磨成细粉,混合均匀,入蜜、白糖,加水和匀,蒸熟切成条糕。每天清晨空腹食数条。党参补中益气,山药、茯苓、薏苡仁、芡实、莲子肉皆为健脾渗湿止泻之品,炼蜜、白糖、粳米、糯米补中益气,滋养润燥,诸药合而为糕,有益气补中、健脾养胃、渗湿止泻之功效。

第二节 运动锻炼

坚持传统的健身形式如太极拳、八段锦、五禽戏。随着年龄的增长,人体的各项机能会出现下降趋势,一些健身形式如太极拳和八段锦等越来越受到人们的喜爱,特别是中老年人。太极拳运动是我国传统的养生运动项目,有着良好的群众基础,其中 24 式太极拳集合了其他太极拳的益处,在我国是最具代表性的一种太极拳运动种类。据研究发现,24 式太极拳运动能提高或保持中年人身体的平衡能力、柔韧性、肌肉力量以及肌肉抗疲劳能力,它作为一种中等强度的有氧锻炼对练习者的身体会产生良好的效果。太极拳运动过程中强调腹式呼吸,长期练习太极拳会对情绪调节起到积极作用,能够提高注意力,而且改善脑功能。八段锦运动强度适中,其"攒拳怒目增力气"等动作要求手指用力,能够充分锻炼前臂及手部肌群。八段锦锻炼时要求"神形结合,气寓其中",要求锻炼者意动形随、神形皆备,能提高注意力,促进神经系统与肢体动作的和谐一致。以下是针对肛周脓肿及肛瘘等常见肛肠科患者的保健动作。

一、提肛功

两脚分开,与肩同宽,脚尖微内扣,两膝屈曲,并微内扣,使裆圆。两手自然下垂,身体中正,全身放松,调匀呼吸,舌尖抵上腭,目光由远及近,轻轻闭上,意守丹田,吸气时两膝慢慢伸直,双手用力握拳,两肩顺势上耸,牙关紧闭,同时腹部内收,肛门内缩上提,如强忍大便状;稍停,呼气时两膝屈曲,下腹部充气,两手放松还原,如此反复练习 36 息。此功配合深长呼吸,有利于改善肛周气滞血行不畅,及括约肌松弛现象,增强胃肠蠕动。

二、运肛转腹功

(一)第一步

转腹左右各 100 次。方法为两脚与肩同宽,自然站立,下肢微曲,两手叉腰,头部和下肢不动,口眼微闭,舌舔上腭,用双手自左向右转腹共 100 次,然后自右向左转腹 100 次,转腹时配合呼吸,呼吸应缓慢而匀长。每一呼或每一吸需要完成 5 次转腹,意念集中于丹田,排除杂念。

(二)第二步

气功提肛沉肛运动。站法和呼吸要求同上,两手自然下垂,随吸气缓缓提肛时,意念由肛门升至百会,再随着呼吸缓缓沉肛时,意念由百会降至肛门,一呼一吸为一次,早晚各做 15 分钟。

三、运气提肛法

每天早晨于空气新鲜安静处,面东而立。两足自然分开,与肩同宽,两手重叠(左下右上),按于丹田。两眼微闭视鼻尖,舌尖轻抵上腭,精神高度集中,默然存意于丹田处。起动时,意念气从头顶百会穴入(用鼻做深吸气),领气沿督脉循行路线下行,至任脉承浆穴,沿该经循行路线下行至丹田。此时,两手顺时针方向旋摩丹田处 2～5 转。在气下行至会阴穴时,两手向曲骨穴(耻骨联合上)下推按。呼气时,两足跟提起,足尖着地,两侧臀部肌肉尽力收缩上提。此时,意念气由会阴过肛至长强穴,沿督脉上行,至头顶百会穴而出,此为一遍。每次治疗可做 15～50 遍,由少而多,循序渐进。

四、跷步运化功

(一)起式

站式身法,平足屈膝片刻。

(二)呼字诀

宁神调息,气沉丹田。先扣齿 36 遍,使津液满口,徐徐咽之,使津液流入丹田。随后口呼鼻吸,呼气时默念"呼"字声,呼气后自然吸一口气,如此反复练习20～30 次。

(三)辅助功

(1)双手搓热,重叠于脐腹间,由内到外,由小圈到大圈,顺时针方向摩81 次,再由外到内,由大圈到小圈,逆时针方向摩 81 次。

(2)按摩双侧足三里穴,各 81 次。急性发作时,可暂停练功,卧床休息,并以药物治疗。或练功与服药配合治疗。避免生气发怒,保持轻松情绪。饮食应节制,实行少食多餐,忌食生、冷、酸、辣、油腻及不易消化食物。

五、腹部按摩法

患者仰卧位,全身放松,心静气平,双目微闭,意守丹田。约 3 分钟后患者以左手掌、右手指,两手交替从左侧腹部向肛门方向按摩,由轻到重,再由重到轻,由慢到快,再由快到慢,不间断地按摩,操作 15 分钟,每天按摩 1～2 次,最好睡前进行,过饱过饥时不宜操作。尽可能自行按摩,由他人按摩也可。20 次为一疗程,休息 5 天,可再按摩。

六、按摩肛门

局部按摩可改善局部血液循环,在治疗和预防疾病上都是有益的。常用方法有两种。

(1)每次大便后,清洗肛门,用软纸在肛门部按压揉摩,可按顺时针或逆时针方向交替按摩 10～20 次。按摩后可配合肛门收缩。

(2)每晚清洗肛门后用干热毛巾在肛门部按压揉摩几分钟,按摩后可有舒服感。此法对加强肛门部血液循环、消除肛门的疲劳、都有积极作用。

七、松静功

松静功主要是练习放松和入静。松静是练好气功最基本的要求,所以是一种入门打基础的功法。决心用气功保健的患者,首先要把松静功练好。有卧式、坐式和站式,一般来说卧式最易做到松静。呼吸由自然呼吸(呼吸与平时一样,但注意自然、柔和、细缓、均匀)慢慢转换为深长呼吸(在柔和、细缓、均匀的基础上,逐步达到深长的地步),自然地把意念活动集中在身体的某一部位或别的地方。

(一)卧式

常用的卧式有两种。

1.仰卧式

仰躺在床上,枕头的高低以舒适为度。两手放在身两侧,肘臂放松,手臂微曲,或虚握两掌,放于大腿两侧,或两手交叉相握,轻放在小腹上。两腿自然平伸,两脚自然分开,两目轻闭,注视两脚上方。口齿轻闭。

2.侧卧式

向左右侧卧均可。以右侧卧式为例,右肩向下,面向右侧躺卧。右腿平伸,左腿弯曲轻放在右腿上。右手自然地放在眼睛前方的枕头上,手距离面部两拳头左右,左手轻放在左腿上。两眼轻轻闭合,或微留一线之缝,自然地意视着两脚的前方。口齿轻闭。

(二)坐式

常用的坐式也有两种。

1.普通坐式

上体端正,腰脊放松,肘臂微曲,肩肘稍向下沉,但不用力。手心向下,自然轻放在两大腿上。头向前倾,两眼微闭,舌要自然,不必强做上下舔舌活动。

2.盘膝打坐式

把两小腿依照自己的习惯盘起来,一般是把两小腿交叉,左小腿在上,右小腿在下。也可将两小腿置于两大腿的下面,脚跟抵于两大腿背面的中部。上体端正,松肩,屈肘,虚腋(肩臂放松,腋窝部保持空虚),含胸(呈有利于腰、背、脊放松的姿势),两手相合,轻放在靠近小腹的大腿根部。

(三)站式

常用的站式有两种。

1.自然站式

身体自然站立,两膝微屈,两脚平行分开,同肩宽,平均着力,臀稍向下坐,劲合于腰髋部。上体保持端正,腰脊放松,肩肘稍向下沉,但不用力,虚腋,屈肘,两臂自然下垂,稍向外撑,掌心向下,五指分开,微作弯曲,意如轻按水上之浮球。

2.抱球站式

在自然站式的基础上,两手呈环抱状,两手之间相距约为尺许,掌心向里,手指微曲,五指之间各离开少许。两手高度,低不下脐,高不过乳。

八、导引法

左下肢足部踏地,右下肢屈膝,双手抱住右膝关节下方,鼻至足三里处,然后双手用力牵拉,使右腿膝部尽量向腹部靠近。稍停片刻后右下肢踏地,左下肢屈膝,双手抱左膝向腹部牵拉。这样交替操作20多次,每天做1~2遍。

九、内养功

(一)内养功姿势

取右侧卧位,略前俯,右臂屈曲在身旁,手放在离头约6 cm处的枕头上,掌心朝上。左臂自然舒展,手放在髋上,掌心朝下。两腿自然屈曲。两眼轻轻闭合,口唇合拢,上下牙齿轻轻接触,舌自然放平。要求全身放松,姿势自然。

(二)呼吸

闭口行腹式呼吸。先缓慢而细深地吸气,接着呼气,然后停顿暂不呼吸,但不使劲闭气,将意念守在小腹的丹田。同时将舌头轻轻抬起并默默念字,然后将舌落下,又开始第二次吸气。整个过程即:吸气→呼气→停顿(抬舌、默念)→落舌→吸气,如此往复循环进行。停顿的时间约为3~7秒。每次20~30分钟,每天1~2次。

参考文献

［1］江小艳,杨英楠.肛肠疾病的中医外科护理［M］.上海:上海大学出版社,2021.

［2］史仁杰,郑丽华.肛瘘诊疗进展［M］.北京:化学工业出版社,2019.

［3］田淇第,陈爱武,张其昌.消化系统慢性病诊断与治疗［M］.郑州:河南科学技术出版社,2021.

［4］段素社,周焕荣,段浩博.功能性胃肠病中西医特色诊疗［M］.哈尔滨:黑龙江科学技术出版社,2021.

［5］宋立峰.中西医肛瘘诊疗及护理［M］.北京:科学技术文献出版社,2020.

［6］卜瑞祺.肛肠疾病中西医治疗进展与实践［M］.昆明:云南科技出版社,2020.

［7］杨巍,仇菲.肛瘘的中西医结合治疗［M］.北京:科学出版社,2019.

［8］陈少明,于永铎,陈鹏,等.现代中西医结合肛肠瘘治疗学［M］.天津:天津科学技术出版社,2021.

［9］赵天君.普外科临床诊断与治疗［M］.昆明:云南科技出版社,2019.

［10］王文鹏.临床外科疾病诊治［M］.北京:科学技术文献出版社,2019.

［11］黄如华.肛肠病临床杂谈［M］.福州:福建科学技术出版社,2020.

［12］王作岭.现代普通外科诊断与临床实践［M］.天津:天津科学技术出版社,2019.

［13］马青原,贺满月.常见肛肠疾病中医临床诊治策略［M］.北京:科学技术文献出版社,2021.

［14］潘红.临床肛肠疾病诊疗［M］.长春:吉林科学技术出版社,2019.

［15］田淇第,陈爱武.小针刀治疗肛肠病［M］.郑州:河南科学技术出版社,2019.

［16］于边芳.肛肠疾病诊疗学［M］.天津:天津科学技术出版社,2020.

［17］苏思新.肛肠疾病临床诊断与治疗思维［M］.长春:吉林科学技术出版

社,2019.

[18] 孙尚锋.临床肛肠疾病诊疗[M].天津:天津科学技术出版社,2020.

[19] 王真权.中医谈肛肠保健[M].北京:科学技术文献出版社,2021.

[20] 马菁华,卢艳丽,李玉平.常见疾病诊疗与康复[M].长春:吉林科学技术出版社,2019.

[21] 刘峰.现代儿科疾病诊疗学[M].长春:吉林科学技术出版社,2019.

[22] 吴印爱.中华直肠肛门重建外科手术学[M].郑州:河南科学技术出版社,2019.

[23] 薛元坤.肛肠疾病早期防治[M].北京:人民卫生出版社,2019.

[24] 杨巍,陆宏.肛肠病临床问题与策略[M].北京:科学出版社,2020.

[25] 刘梅珍,刘国雄,何晓风.中西医临床诊治与护理[M].昆明:云南科技出版社,2020.

[26] 陈少明,陈侃,张振勇,等.现代中医肛肠病治疗学[M].北京:人民卫生出版社,2019.

[27] 彭莉君,李国徽章.常见病中医康复护理与调养[M].西安:陕西科学技术出版社,2019.

[28] 倪强.外科疾病诊疗学[M].天津:天津科学技术出版社,2020.

[29] 刘秦鹏.现代临床外科疾病诊断与治疗[M].天津:天津科学技术出版社,2020.

[30] 马志琼,黄小瑜,何娇.肛周脓肿或肛瘘术后影响创面愈合质量的危险因素分析[J].临床误诊误治,2020,33(2):76-80.

[31] 李磊,颜桂林,樊文彬,等.不同术式对肛瘘术后疼痛的影响与思考[J].中国全科医学,2020,23(2):204-208.

[32] 邝炜坚,黄淑贞,麦丽芳.糖尿病对肛瘘、肛周脓肿治疗效果的影响[J].数理医药学杂志,2020,33(6):817-818.

[33] 张士荣.临床路径对降低肛瘘术后并发症发生率的应用效果[J].中国肛肠病杂志,2019,39(3):80.

[34] 张敬涛,白克运.肛瘘诊疗思路浅析[J].中国肛肠病杂志,2019,39(11):77-78.